Helga Maria Fix

… und langsam wird es dunkel

Alzheimer

Tagebuch einer Krankheit

AUGUST VON GOETHE LITERATURVERLAG

IM GROSSEN HIRSCHGRABEN ZU FRANKFURT A/M

Das Programm des Verlages widmet sich
– in Erinnerung an die
Zusammenarbeit Heinrich Heines
und Annette von Droste-Hülshoffs
mit der Herausgeberin Elise von Hohenhausen –
der Literatur neuer Autoren.
Das Lektorat nimmt daher Manuskripte an,
um deren Einsendung das gebildete Publikum
gebeten wird.

Ein Unternehmen der Holding
FRANKFURTER VERLAGSGRUPPE
AKTIENGESELLSCHAFT AUGUST VON GOETHE
In der Straße des Goethehauses/Großer Hirschgraben 15
D-60311 Frankfurt a/M
Tel. 069-40-894-0 ✻ Fax 069-40-894-194
email: lektorat@frankfurter-literaturverlag.de

Medien und Buchverlage
DR. VON HÄNSEL-HOHENHAUSEN
seit 1987

Websites der Verlagshäuser der Frankfurter Verlagsgruppe:

www.frankfurter-verlagsgruppe.de
www.frankfurter-literaturverlag.de
www.frankfurter-taschenbuchverlag.de
www.august-goethe-literaturverlag.de
www.fouqué-literaturverlag.de
www.weimarer-schiller-presse.de
www.deutsche-hochschulschriften.de
www.deutsche-bibliothek-der-wissenschaften.de
www.haensel-hohenhausen.de

Bibliografische Information der Deutschen Nationalbibliothek
Die Deutsche Nationalbibliothek verzeichnet diese Publikation in der Deutschen Nationalbibliografie; detaillierte bibliografische Daten sind im Internet über http://dnb.ddb.de abrufbar.

Lektorat: Dr. Helga Miesch
ISBN 978-3-8372-0351-6
ISBN 978-1-84698-712-0

Gedruckt auf säurefreiem, alterungsbeständigen Papier,
hergestellt aus chlorfrei gebleichten Zellstoff (TcF-Norm)

Printed in Germany

Zum Geleit

Wenn nach dreißig oder mehr Jahren der das Gehirn allmählich zerstörende Prozeß die Diagnose *Alzheimer Krankheit* unausweichbar macht, sind im Hippokampus, der Eintrittsstelle des Gedächtnisses, bereits mehr als zwei Drittel der Nervenzellen nicht mehr in der Lage ihren Dienst zu verrichten.
Für eine Heilung ist es nach heutigem Kenntnisstand dann bereits zu spät.
Höchstens im Vorstadium der leichten kognitiven Beeinträchtigung hätten wir zumindestens theoretisch noch eine Chance den Prozeß umzukehren. Aber auch dafür gibt es leider heute noch kein Medikament, das der Arzt verschreiben könnte. Das was es gibt ist dennoch nicht zu verachten, dient es doch der Linderung der Krankheitssymptome und der Erleichterung der Arbeit der Pflegenden. Was jedoch kein Medikament leisten kann, ist die liebevolle, einfühlsame Begleitung des Patienten durch Mitfühlende. In diesem Buch sind es Vater, Mutter und Sohn, die sich um die Mutter und Oma kümmern. Sie schultern auch ohne zu zögern die doppelte Last, als Omas Schwester sich ebenfalls an Alzheimer erkrankt dazu gesellt. Wie wichtig es ist, auch den Patienten in seinen nicht alltäglichen Sorgen und Nöten ernst zu nehmen, zeigt im Buch die Episode mit dem verletzten Christus. Wer auf die Idee kommt für den von der Wand gestürzten, beschädigten Heiland ein Krankenbett im Zimmer der darüber über alle Maßen besorgten Patientin zu bereiten, beweist, daß er die Alzheimer Krankheit versteht und mit ihr umzugehen weiß.
Wer dieses Buch liest erkennt, daß der schwere „Rucksack" der Pflege von Alzheimer Patienten zur leichteren Last wird, wenn wir uns wie die Autorin bemühen mit dem Alzheimer Patienten zu fühlen und zu denken. Das gibt auch die nötige Kraft für Behördengänge und andere „Lasten", die die Alzheimer Krankheit mit sich bringt.

Gerade in einer Zeit in der die Wissenschaft feststellt, daß die Sprache der Alzheimer Patienten von der linken Gehirnhälfte mit seiner genauen Beschreibung in die gefühlsbetonte Bilderwelt der rechten Gehirnhälfte sich verlagert, ist dieser Erfahrungsbericht von Helga Fix, die dieser Verlagerung aus der täglichen Erfahrung, Einfühlsamkeit und umsorgenden Liebe heraus Rechnung tragen, so wertvoll. Ich freue mich über das Erscheinen ihres Erfahrungsberichts und empfehle ihn als Pflichtlektüre allen erwachsenen und noch nicht erwachsenen „Kindern", denn die Alzheimer Krankheit steht bei uns allen vor der Tür. Wir müssen nur alt genug werden .....

Dieses Buch macht nicht traurig, sondern ist eine Anleitung zu einem kreativen Umgang mit der Alzheimer Krankheit.

Professor Konrad Beyreuther
Staatsrat a.D.
Direktor Netzwerk AlternsfoRschung

Grußwort
der Alzheimer Gesellschaft Baden-Württemberg e.V.

Das Thema Alzheimer und Demenz ist in aller Munde. Es gibt inzwischen eine schier unendliche Fülle von Fachbüchern, Ratgebern und Betroffenenberichten. Also noch einmal das gleiche Thema? Ja, haben wir nach der Lektüre des vorliegenden Buches von Helga Fix gesagt. Ja, weil es ein besonderes Buch ist und weil Erfahrungsberichte uns meist stärker berühren können als noch so differenzierte Sach- und Fachbücher.

Lange Jahre hat Helga Fix zunächst ihre an Alzheimer erkrankte Mutter, später auch noch parallel dazu ihre ebenfalls demente Tante bis zu deren Tod zuhause betreut und gepflegt. Ihr Tagebuch hat uns besonders angesprochen, weil es durch seinen ausgesprochen positiven und oft auch kämpferischen Zugang zum Thema Alzheimer besticht. Helga Fix beschreibt sehr authentisch ihre Gefühle, Erlebnisse und auch ganz praktische Erfahrungen und macht anderen Menschen damit Mut. Und genau das brauchen Angehörige, die mit einem demenzkranken Menschen zusammenleben: das Gefühl, dass sie nicht allein sind mit ihren Fragen, Sorgen, Belastungen und Kämpfen, sondern dass Andere diese Situation durchaus gemeistert und nicht nur Leid, Abbau und Elend, sondern auch immer wieder Glück, Freude und Bereicherung erlebt haben.

Nicht alle hier geschilderten Erfahrungen sind typisch bzw. übertragbar. So zum Beispiel waren beide Kranke ausgesprochen liebe und umgängliche Menschen, es gab auch bis zuletzt keine nächtliche Unruhe – Faktoren, die im umgekehrten Fall eine enorme Belastung darstellen. Aber vielleicht hat gerade die sehr positive Familienatmosphäre und die ausgesprochen achtsame und liebevolle Haltung den Erkrankten gegenüber eben dazu auch ihr Teil beigetragen?

Mehrere Aspekte beeindrucken an diesem Buch besonders:

- ein ungeheuer starker Familienzusammenhalt (trotz ständiger weiterer Schicksalsschläge innerhalb der Familie), der mit sehr viel Liebe und Verständnis einhergeht

- die unschätzbar positive Rolle des damals halbwüchsigen Sohnes Raffael, ohne dessen Humor und Solidarität vieles schwerer gewesen wäre

- der durchgängige Wille zu kämpfen und Ansprüche auch nach außen hin durchzusetzen

- eine enorme Kreativität in der Alltagsgestaltung und im Umgang mit den beiden Demenzkranken

- und nicht zuletzt eine tiefe Menschlichkeit und Sensibilität, die sich durch das ganze Buch zieht.

Die Alzheimer Gesellschaft Baden-Württemberg e.V. versteht sich als Lobby- und Selbsthilfeverband für Menschen mit Demenz und ihre pflegenden Angehörigen. Eines unserer wichtigsten Anliegen ist es, deren Alltagssituation zu verbessern und ihnen ein den Umständen entsprechendes Höchstmaß an Lebensqualität zu erhalten. Wir hoffen, dass das Tagebuch von Helga Fix im positiven Sinn dazu beitragen kann und wünschen ihm eine gute Verbreitung!

September 2008
Sylvia Kern, Geschäftsführung
Alzheimer Gesellschaft Baden-Württemberg e.V.,
www.alzheimer-bw.de

Gestern – ein Wort, das Du nicht mehr verstehst,
gestern – eine Zeit, an die Du Dich nicht mehr erinnerst,
gestern – unbekannt.
Heute – nur Augenblicke.
Augenblicke vergehen und sind nicht gewesen.
Für Dich nicht gewesen, weil Du Dich ihrer nicht erinnerst.
Manchmal scheint es,
als ob Du den Augenblick festhalten willst,
als ob Du weißt, daß Du ihn verlierst – unwiederbringlich.
Dein Blick ist fragend – manchmal wissend.
Wissend – was?
Wissend, daß es langsam immer dunkler um Dich wird?
Wissend, daß auch der letzte Rest Erkennen schwindet?
Fragend, ob es Hilfe gibt?
Fragend, wer wir sind?
Fragend, wer Du bist?

Hab' keine Angst, Du bist Du.
Ein Geschöpf Gottes, gewollt und geliebt.
Frage nicht, ob wir Dich lieben.
Wisse, daß wir Dich lieben.
Tief in deiner Seele wisse, Du bist Du.
Einzigartig und geliebt.
Ich sehe in Deine Augen, und ich weiß,
Du hast mich verstanden.

Prolog

5. April 2000

Wir sind bei dir, seit zwei Tagen behüten und bewachen wir dich, abwechselnd, rund um die Uhr. Wie jedesmal in den vergangenen Jahren, wenn du einen schweren Infekt durchlebt hast. Aber dieses Mal ist es irgendwie anders. Du bist so ruhig, deine Hände suchen nicht mehr. Immer hast du irgend etwas festgehalten, und wenn es nur ein Taschentuch war. Ich halte deine Hand, aber du erwiderst den Druck nicht mehr. Spürst du uns, bist du noch bei uns? Dein Atem ist flach, kaum hörbar, es scheint, du hast den Kampf aufgegeben. Den Kampf um dein Leben, von dem die meisten sagten, daß es kein Leben mehr sei. Die dies gesagt haben, wissen gar nichts. Sie haben immer nur deinen Körper gesehen, sie haben nie versucht, deine Seele zu finden. Diese Seele, die in dir und um uns lebt. Die deine Augen strahlen läßt, wenn deine geliebte Waltraud für dich singt. Die deine Augen verdunkelte, als wir dir sagen mußten, daß Walter gestorben ist. Die Seele, die dich all die Jahre, seit du nicht mehr sprichst, immer noch lächeln und weinen ließ. Für dich war es noch Leben, jeden Tag. Auch ohne Sprache, im Rollstuhl, mit Magensonde. Deiner Seele konnte die Krankheit nichts anhaben.

Es dämmert, Zeit für die Abendtoilette. Heute mal Katzenwäsche, ganz sanft und vorsichtig und nur so viel wie nötig. Und nicht so lustig wie sonst. Wir haben immer viel gelacht bei der Morgen- und Abendtoilette. Späße gemacht und Witze erzählt, deine Augen zum Strahlen gebracht. Heute läßt du alles über dich ergehen, regungslos, mit geschlossenen Augen, ohne jede Emotion. Wo bist du? Bist du noch hier oder bist du bereits an jener Weggabelung zwischen Diesseits und Jenseits angekommen? Wenn ....
Wenn du das helle Licht jenseits deiner Dunkelheit schon

sehen kannst, dann entscheide für dich, nicht für uns. Wir schicken dich nicht weg, du weißt, wir lieben dich, aber gerade deshalb halten wir dich auch nicht zurück. Wir akzeptieren deine Entscheidung, für oder gegen uns. So wie wir die letzten Jahre stets versucht haben, deinen Willen herauszufinden und ihn zu respektieren.

Es war immer deine Entscheidung, den Kelch bis zur bitteren Neige auszutrinken. Du hast gewußt, was auf dich zukommt, hast deine Krankheit gekannt. Seit jenem Tag, als du zum wiederholten Male gefragt hast „Was ist mit mir los?" Seit jenem Tag, als wir dir gesagt hatten, was mit dir los ist. Wir haben alle miteinander geweint, uns festgehalten. An diesem Tag haben wir dir versprochen, dich nicht im Stich zu lassen, was auch immer auf uns zukommen mag. Wir wußten es damals ja selber nicht, wie alles weitergehen soll. Wir wußten nur, daß wir kämpfen werden. Um jedes bißchen Lebensqualität, um jedes bißchen Freude.

Zehn Jahre sind wir mit dir gemeinsam diesen Weg in die Dunkelheit gegangen, haben versucht, dein Leben lebenswert zu gestalten, so gut dies eben möglich war. Und wir haben vor allem versucht, dir deine Würde zu erhalten. Wir hoffen, dies wenigstens ist uns gelungen, wenn wir schon trotz aller Bemühungen nichts und niemanden gefunden haben, der dich heilen konnte.

Still bist du geworden, zum ersten Mal in den letzten Jahren weiß ich nicht, ob meine Worte dich erreichen. Dennoch rede ich mit dir. Es gibt so vieles zu reden. Und, zum ersten Mal seit Jahren, sage ich Mama zu dir. Fast sechs Jahre habe ich, haben wir dich *Resele* genannt, du warst unser Kind geworden. Weil du das eines Tages so beschlossen hattest.
Weißt du noch? Heiner, unser Arzt, kam zu seiner üblichen Visite. Du hast ihn an der Hand genommen und gesagt: „Meine

Mama ist schon lang tot, aber jetzt habe ich eine neue Mama." Und dabei hast du mich angestrahlt. Das hat so wehgetan. Mehr als alles, was in den vergangenen Jahren passiert ist. Ich hatte meine Mutter verloren. Von da an hast du immer Mama zu mir gesagt und Wolfgang war der Papa. Ganz selbstverständlich, so als wäre es nie anders gewesen. Wir haben diese Rolle angenommen und um dich nicht zu verwirren, von diesem Tag an aufgehört, dich Mama zu nennen. Aber jetzt, in dieser Nacht, laß mich wieder deine Tochter sein. Und wenn du gehen willst, dann laß mich als Tochter zurück.

Es geht auf Mitternacht zu. Leise Musik im Hintergrund. Marienlieder, die du so gerne hörst. Erreichen die Töne deine Seele noch? Jetzt hält Raffael deine Hände, streichelt dein Gesicht. Wir beten gemeinsam. Für dich. Für uns. Und dafür, daß diese entsetzliche Krankheit irgendwann geheilt werden kann.

Diese zehn Jahre, Mama, sollen nicht umsonst gewesen sein. Ich habe alles, was mir wichtig schien, was dich, was uns bewegt hat, aufgeschrieben. Deinen, unseren Weg in das Dunkel dokumentiert. Für alle, die nicht dabei waren, damit sie endlich verstehen. Aber auch für alle, die diesen Weg noch gehen müssen. Damit sie sehen, daß man ihn gehen kann, daß man ihn gestalten und hell machen kann, wenn Verständnis da ist. Und vor allem Liebe.

Denn die Liebe hört mit der Krankheit nicht auf.

Ein herzliches Dankeschön an

Wolfgang
Raffael
Hannelore
Heiner Morlok
Pfarrer Hansjörg Nothelfer
Veronika und Walter
Anton und Regina
Bruno
Daniela und Martin
Waltraud und Wilhelm
Gudrun und Peter
Dr. Frank und Elke Lemminger
Annemarie und Berthold
und an die Sängerinnen und Sänger
vom Liederkranz Kieselbronn

Da hat jemand angerufen

23. August 1990

Hoffentlich kommt Wolfgang bald. Ich weiß nicht, wie ich mit dieser Situation umgehen soll. Mama hat mir einen Zettel präsentiert, auf dem sie „ffrr“ notiert hat. „Da hat jemand angerufen.“ Ich versuche, ruhig zu bleiben und bitte sie, mir vorzulesen, was auf dem Zettel steht. Sie starrt eine Weile auf die Schriftzeichen, ein verzweifelter Blick aus ihren Augen, Tränen dann, als ich sie bitte, mir das doch vorzulesen. Sie kann es nicht. Sie kann sich auch nicht erinnern, was sie ausrichten sollte. Ablenkungsmanöver, nicht hineinsteigern lassen, wie so oft in den letzten Wochen ein „Beruhige dich, wir werden es schon herausfinden“. ES herausfinden? Was wollen wir eigentlich herausfinden? Wer angerufen hat? Das würde sich wohl noch herausstellen, der Anrufer würde sich wieder melden. Das andere, das man nicht greifen, nicht begreifen kann, diese vier Buchstaben, die keinen Sinn ergeben, geschrieben von einer Frau, die jahrzehntelang in ihrem Einzelhandelsgeschäft Tag für Tag Kunden bedient hat. Wollen wir wirklich herausfinden, was dahinter steht? Ein Verdacht ist eine Sache, etwas genau wissen eine andere.
Sicher, manchmal erzählt sie etwas zweimal, dreimal, fünfmal. Manchmal vergißt sie die einfachsten Dinge, aber sie ist doch schon einundsiebzig. Etwas greift nach mir. Angst. Panik. Ein Schatten, der schwarz und drohend im Raum steht. Ich friere und mir wird heiß. Gleichzeitig.
Dieses Gefühl „es passiert was“ schnürt mir die Kehle ab. Mama schaut mich an, forschend, ernst, verzweifelt. Ihr Blick ist fragend, ich verstehe die Frage nur zu gut, auch ohne Worte: „*Was ist los?*“ Und gleichzeitig bettelt ihr Blick auf die Antwort, die sie hören will: „Es ist alles in Ordnung.“

Hoffentlich kommt Wolfgang bald.

Mach dir keine Sorgen

24. August 1990

Den ganzen Tag hat sie mich angesehen, forschend, fragend. Den ganzen Tag war ich bemüht um ein betont fröhliches Gesicht, um den einen oder anderen Scherz. Mama wich mir nicht von der Seite, nicht beim Kochen, nicht bei der Arbeit. In meinem Kopf ist Chaos. Vielleicht hilft es, die Gedanken zu sortieren, wenn ich sie aufschreibe. Mir kommt es vor, als ob seit gestern ist nichts mehr so ist, wie es war.

Wolfgangs Gesicht war mir etwas zu ernst, als er die „Telefonnotiz" sah. Sein *„mach dir keine Sorgen, das ist sicher nichts Ernstes, aber zur Sicherheit sollten wir einen Neurologen zu Rate ziehen"* war etwas zu nebenbei. Ich kenne diesen Tonfall, wir sind seit zweiundzwanzig Jahren verheiratet, und jedesmal, wenn er diesen Tonfall hatte, ist die Sache mehr als ernst.
„Mach dir keine Sorgen" – natürlich mache ich mir Sorgen, *sie ist doch erst einundsiebzig*. Ich sehe meine Aufzeichnungen von gestern und plötzlich fällt mir auf, was ich da geschrieben habe: sie ist *schon einundsiebzig*.

Ich versuche, die Panik in mir wegzuschieben, „wegzudenken". Nichts wird so heiß gegessen, wie es gekocht wird. Gute alte Sprichwörter.

Wolfgang wird einen Termin vereinbaren bei einem erfahrenen Neurologen. Gott sei Dank hat er so gute Verbindungen, das gibt mir die Ruhe, daß wirklich alles für sie getan werden wird.

Alles falscher Alarm!?

25. August bis 3. September 1990

Worüber mache ich mir eigentlich Sorgen? Seit der Sache mit dem Zettel ist alles ganz normal gewesen. Mama ist fröhlich wie eh und je, geht mit dem Hund spazieren, bekocht ihren heißgeliebten Enkel Raffael und nimmt ihn in Schutz, wenn ich mich mal wieder über einen seiner pubertären Anfälle aufrege.

Raffael und seine Oma, ein ganz besonderes Gespann. Sie würde alles für ihn tun, und er für sie. Die beiden verbringen viel Zeit miteinander, lachen, sie erzählt ihm Schwänke aus ihrer Kindheit, was sie alles angestellt hat.

Ich ertappe mich oft dabei, daß ich sie besonders genau beobachte, daß ich ihr gezielte Fragen stelle. Warum eigentlich? Laß doch einfach mal die negativen Gedanken, flüstert eine Stimme in mir. Es wird schon alles gut werden. Vielleicht habe ich zu viel in Wolfgangs Verhalten hinein interpretiert, vielleicht sollte ich mal etwas ruhiger werden.
Sicher wird der Neurologe uns auslachen. In drei Tagen ist unser Termin und dabei wird sich herausstellen, daß diese komische Notiz überhaupt nichts zu bedeuten hat. Mama war in Eile und hat irgendwas gekritzelt. Und wahrscheinlich hat sie auch die Brille nicht aufgehabt. Schließlich hat sich ja zwischenzeitlich herausgestellt, wer der Anrufer war, und in seinem Namen kommen wirklich diese Buchstaben vor. Die Stimme, die ganz hinten in meinem Kopf leise flüstert, überhöre ich ganz einfach.

Sie flüstert nur lauter dummes Zeug.

Wissen Sie, Herr Doktor, mein Schwiegersohn macht sich Sorgen um mich

6. September 1990

„*Warum gehen wir eigentlich dahin?*" Eine gute Frage. Meine Antwort ist auch gut. „*Nur zur Kontrolle, damit du noch lange fit bleibst.*"

Ich spüre ihre Angst, die sie zu überspielen sucht, indem sie laut überlegt, was wir zu Mittag kochen. Etwas Schnelles, falls wir hier länger brauchen. Selbst im Klinikflur ist sie noch mit Ideen für den Mittagstisch beschäftigt, aber ruhiger wird sie deshalb nicht. Ich auch nicht. Mein Magen fährt Fahrstuhl, ein Signal, das ich kenne, seit ich siebzehn bin. Es heißt „irgend etwas passiert". Ich nehme sie an der Hand und wie zwei Schulmädchen gehen wir über die Flure bis zur Neurologischen Ambulanz. Unser Termin ist beim Chefarzt persönlich, wir kommen auch gleich dran. Sie sitzt da wie ein Kind und schaut mich nur an. Ihr Blick geht in meine Richtung, sie schweigt.

„*Sag du.*" Also sage ich. Das mit dem *manchmal den Herd anlassen und vergessen*, das mit dem *wichtige Termine vergessen* und vor allem *das mit dem Zettel*. Wir haben ihn dabei, der Arzt schaut ihn an und nimmt ihn zu seinen Unterlagen. Das gefällt mir nicht. Etwas Unwichtiges nimmt man nicht zu den Patientenakten. Das gibt man wieder zurück oder wirft es einfach weg. Er kommentiert den Zettel nicht weiter, stellt einige Fragen nach ihrem Alltag, ihren Lebensumständen. Sie antwortet nun selbst, gewinnt etwas Vertrauen zu ihrem Gegenüber. Ich beobachte sie, nachdem nun nicht ich „sagen soll". Sie wirkt nervös, versucht ganz besonders gute Antworten zu geben, verfällt ins „Schriftdeutsch". Ein sicheres Zeichen, daß sie einen guten Eindruck machen will.

„Wissen Sie, Herr Doktor, eigentlich fehlt mir ja nichts, aber mein Schwiegersohn macht sich immer gleich Sorgen, wenn mit mir was ist. Meine Tochter natürlich auch, aber mein Schwiegersohn ganz besonders. Sie kennen ihn ja, so ist er halt, er will, daß es mir an nichts fehlt, also bin ich gekommen, damit er beruhigt ist.“

Sie haben ein ganz besonderes Verhältnis zueinander, sie und ihr Schwiegersohn. Wolfgang hat seine Mutter sehr jung verloren. Sie starb an Brustkrebs, mit dreiundvierzig Jahren. Da war er gerade siebzehn. Er liebt Mama dafür, daß sie ihn so herzlich angenommen hat und sie achtet peinlich darauf, daß ich ihren Schwiegersohn nur ja gut behandle. Wenn sie Partei ergreifen müßte, dann sicher für ihn.

Sie steht auf, für sie ist diese Untersuchung beendet, nun, nachdem sie den Arzt darüber informiert hat, daß ihr absolut nichts fehlt, daß sie nur ihrem Schwiegersohn zuliebe da ist, damit der sich nicht weiter um sie sorgen muß. Der Arzt schaut mich an, vielsagend, ernst. Viel zu ernst. Mit einem *„Setzen Sie sich ruhig wieder, sie bekommen noch eine Überweisung und ein Rezept“*, fährt er fort, Fragen zu stellen und gibt ihr ein Blatt Papier und einen Kugelschreiber.
„Schreiben Sie bitte: Das Kind spielt mit dem Ball.“

Sie nimmt den Kugelschreiber, ich sehe, wie ihre Hand zittert. Sie schaut auf das leere Blatt, beginnt zu schreiben, hört auf, streicht durch, beginnt wieder, zittert immer mehr und gibt das Blatt schließlich zurück, fahrig, übernervös, aber doch irgendwie merkwürdig gefaßt.
„Entschuldigen Sie, Herr Doktor, aber ich bin so nervös, ich kann vor lauter Aufregung nicht schreiben, meine Hände sind viel zu unruhig.“
Gut gebrüllt, Löwe. Eine herrliche Ausrede. Und wer mit solchen Argumenten so schnell bei der Hand ist, *dessen Geist ist wohl noch rege genug. Oder?*

Sie bekommt ihr Rezept und zwei Überweisungen. EEG und CT. Wozu das gut sein soll, will sie wissen, es sei doch alles in Ordnung, das würde die Krankenkasse doch nur unnötig Geld kosten. Schließlich sei sie gesund, es gehe ihr gut. Der Arzt lacht, legt ihr den Arm um die Schulter und meint, daß es gerade deshalb notwendig sei, damit es ihr noch lange so gut gehe. Sie nimmt Rezept und Überweisungen und geht schnell aus dem Sprechzimmer, sieht sich nicht einmal um, ob ich ihr folge. Ich zögere noch, habe das Gefühl, der Arzt will mir etwas sagen. Er wartet, bis Mama draußen ist, dann sagt er ernst und knapp und sehr leise:
„Wir müssen an ALZHEIMER denken, nach dem CT unterhalten wir uns weiter."
ALZHEIMER, ...nein. Nicht meine Mutter und nicht mit einundsiebzig. Und – so ein Wort spricht man nicht aus nach einer ersten Befragung, denn mehr war's ja wirklich nicht. Kein EEG, kein CT. Nichts, was dieses Wort rechtfertigen könnte. Aber bitte, das CT wird's ja beweisen und dann werde ich ihm sagen, daß man mit diesem Wort nicht spielt, daß man so eine Verdachtsdiagnose nicht einfach in den Raum wirft.

Wir machen die Termine fest für EEG und CT und gehen nach Hause. Rechtzeitig genug, um „was Gscheites" auf den Tisch zu bringen. Schließlich muß der Bub ja was Ordentliches essen, wenn er aus der Schule kommt. Sie ist richtig aufgekratzt, lacht wegen jedem Blödsinn, singt und tanzt sogar mit dem Hund, als wir heimkommen. Mein Magen fährt Fahrstuhl in einem Tempo, das nichts gutes verheißt, aber ich versuche mich zu beherrschen.
Raffael kommt von der Schule nach Hause, und gleich ist Mama nur mit ihm beschäftigt, umsorgt ihn wie üblich und erzählt ihm dann vom Arztbesuch. Daß er sie eine ganze Menge blödes Zeug gefragt habe, als ob sie nicht ganz bei Verstand sei und daß sie davon so nervös geworden sei, daß sie nicht mal habe schreiben können. Raffael beruhigt sie, schließlich

kenne er das als Schüler. „Blackout“ nenne man so etwas und insbesondere die Vierzehn- bis Achtzehnjährigen leiden massiv darunter. „Siehst du“, geht in meine Richtung. Ab jetzt widmet sie sich nur noch ihrem Enkel. Immerhin weiß der ja, wo's lang geht. Und jetzt muß der Bub essen und dann Hausaufgaben machen. Schluß mit dem Thema Arzt, für sie scheint die Sache erledigt.

Wir essen gemeinsam, räumen Küche und Eßzimmer auf, dann geht sie hoch in ihre Wohnung. Am Nachmittag kommt sie wieder. Stolz wie ein Spanier präsentiert sie mir ihren Einkaufszettel und liest mir demonstrativ vor, was drauf steht. „Milch, Zucker, Eier, Wurst, Butter, Tomaten.“ Ein kurzer Blick auf ihre Liste bringt meinen Magenfahrstuhl wieder in Schwung. Da steht nicht „Tomaten“, da steht *„Tomten”*. Und das „i“ in der Milch ist nachträglich reingeflickt. Ich sage erst mal nichts dazu. Wir gehen miteinander einkaufen, wie so oft. Und wie so oft reden wir dabei von Papa, der eigentlich nichts lieber tat, als einkaufen gehen. „Tour de Supermarkt“ war in seinen letzten Lebensjahren sein liebstes Hobby.

Sie hält ihre Einkaufsliste krampfhaft fest, so als ob sie genau wisse, daß ich etwas gemerkt habe. Um nichts in der Welt ist sie bereit, dieses Stück Papier aus der Hand zu geben, und plötzlich ist es verschwunden. Ich rufe mich zur Ordnung. Nur nichts überbewerten, das hat gar nichts zu bedeuten. Wie oft kritzle ich in der Eile schnell etwas auf einen Zettel, was auch kaum zu entziffern ist.
Wir fahren heim, und sie erzählt mir dabei unentwegt von früher, wie immer. Zuhause laden wir das Auto aus. Müde sei sie, erklärt sie mir, sie wolle sich etwas hinlegen. Sie nimmt ihre Einkäufe und geht hoch mit den Worten:
„Ruf mich, wenn Wolfgang kommt.“
Oh Mama, als ob es je notwendig gewesen wäre, dich zu rufen, wenn irgend jemand zu uns kommt. Du hörst doch die Flöhe

husten und stehst beim geringsten Geräusch hier unten. Es könnte dir ja was entgehen. Seit Papa tot ist, fühlst du dich alleine. Zumindest in deiner viel zu großen Wohnung. Aber alle meine Vorschläge, für dich Kontakte zu knüpfen, schlägst du aus. Die Frau, deren Mann schräg gegenüber von Papa beerdigt ist, hat uns schon so oft auf dem Friedhof angesprochen. Sie ist etwa in deinem Alter, sie ist eine Donauschwäbin, ihr würdet so gut zusammenpassen. Aber du willst einfach nicht. Du hast uns, und das ist dir genug.

Wolfgang kommt spät von der Fortbildung, aber er hat noch nicht mal die Schuhe aus, da steht Mama schon da. Sie strahlt ihn an und berichtet ihm von der Untersuchung, wie freundlich der Herr Chefarzt gewesen sei und natürlich von ihrem „*Blackout*". Das Wort hat sie sich gut gemerkt. Sie bedankt sich bei ihm für seine Fürsorge und versichert ihm, daß sie sogar zu diesem CT gehe, obwohl das ja eigentlich nicht notwendig sei. Dann läßt sie uns allein. Ich möchte anfangen, aber Wolfgang winkt ab. Er hat bereits mit dem Arzt gesprochen. Eine Weile schweigen wir beide.
DIESES WORT schwebt über uns, dunkel und bedrohlich. Ich glaube das nicht, ich kann es nicht glauben, und ich will es nicht glauben.

Und ich will DIESES WORT nie wieder hören.

Nicht meine Mutter, Herr Doktor!

21. September 1990

„*Müssen wir dahin, mir geht es doch gut, und was meinst du, was diese Untersuchungen die Krankenkasse kosten*" – sie will eigentlich keine weiteren Untersuchungen. Ich auch nicht. Ausgerechnet ich, die ich nie dazu geneigt habe, den Kopf in den Sand zu strecken. „*Natürlich müssen wir nicht, Mama, aber die Termine sind doch schon gemacht und da gehört es sich nicht, einfach nicht zu kommen. Außerdem hast du es Wolfgang versprochen.*" Das ist ein Argument.

Zuerst wird ein EEG gemacht, dann die Computertomographie. Wir warten und bekommen dann die Aufnahmen mit einem ersten Kurzbericht für den Neurologen. Wir bringen EEG und CT in die Neurologie. Der Chefarzt unterhält sich kurz mit Mama, fragt sie nach ihrem Befinden. Sie versichert ihm, ihr gehe es gut, doch merkwürdig hektisch fragt sie ihn, ob sie draußen warten könne, den Rest solle er dann mit mir besprechen. Ich merke, daß sie fahrig ist und nervös und bringe sie ins Wartezimmer.

Das Gespräch mit dem Arzt übertrifft meine schlimmsten Befürchtungen. Die Computertomographie, so erklärt er mir, habe seinen Verdacht erhärtet. Mit an Sicherheit grenzender Wahrscheinlichkeit handle es sich um einen dementiven Abbauprozeß vom Alzheimertyp. Ein weiteres Indiz sähe er darin, daß die Medikation seit unserem ersten Besuch absolut nicht angeschlagen habe. Aber, so wende ich ein, es sei überhaupt nichts auffällig gewesen, sie gestalte ihren Tag wie eh und je, die täglichen Verrichtungen machen ihr überhaupt keine Mühe, alles ist wie immer. Oder zumindest fast. Für mich jedenfalls deutet nichts darauf hin, daß er mit seinem Verdacht recht haben könnte. Den kurzen Gedanken an die „*Tomten*" schiebe ich ganz schnell weg von mir und ansonsten – Nichtigkeiten wie etwa das verlegte Portemonnaie, warum gleich alles aufbauschen. Mein Gott, wie oft habe ich schon was gesucht.

Doktor R. hört sich meine Gegenargumente ruhig an, so als wisse er bereits alles, was ich einzuwenden haben könnte. (Natürlich weiß er das, er hat ja nicht zum ersten Mal so ein Gespräch zu führen). Nach einer Weile des Schweigens nimmt er meine Hände und fängt an, ganz behutsam, mir das Wesen dieser Krankheit zu erklären.

Mama würde immer mehr vergessen, ihre Orientierung verlieren und bald auch ihre Umgebung und selbst ihr vertraute Menschen nicht mehr erkennen. Immer mehr würde sie sich in eine eigene Welt zurückziehen, zu der bald niemand mehr Zugang habe. Aggressiv könne sie werden, gegen uns und andere, ja es sei sogar möglich, daß sie nach uns schlägt, wenn wir ihr helfen wollen.

Meine Mama war noch nie aggressiv, höchstens mal beleidigt. Und nach uns schlagen, das kann ich mir überhaupt nicht vorstellen. Sie lebt bei uns, mit uns, wir sind ihre Welt, sie wird uns immer erkennen, sie wird immer wissen, wo sie ist. Nein, das ist unmöglich. Und wenn sie diese Krankheit hat, dann werden wir mit allen Mitteln dagegen kämpfen. Es gibt immer einen Weg. Irgend ein Medikament wird es doch geben, irgend einen Spezialisten auf dieser großen Welt, der Erfahrung hat mit dieser „Sch…Krankheit“.

Mein Gegenüber lächelt müde und schüttelt nur den Kopf. Er rät mir dringend, uns beizeiten nach einer Einrichtung umzusehen, zuhause sei das nicht mehr lange zu bewältigen, und dann sei es gut, keine Wartezeit mehr zu haben. Im übrigen werde er alles noch mit meinem Mann besprechen und dem Hausarzt einen Bericht schicken. Er schaut mich eine Weile an, sieht die Tränen in meinen Augen und stellt mir wortlos ein

Glas Cognac hin. Ich schüttle nur den Kopf. Besser nicht, sie würde es riechen und sich wundern. Tief einatmen, ausatmen, einatmen, ausatmen, die Gedanken ordnen. Jetzt nur nichts anmerken lassen. Das sagt sich so leicht. In meinem Kopf herrscht Chaos. Ich versuche, tausend Gedanken gleichzeitig zu denken. Zuerst einmal muß ich mit Wolfgang reden. Wolfgang kennt so viele Mediziner, er wird sich erkundigen, was zu tun ist. Man kann immer etwas tun. USA, das Land der unbegrenzten Möglichkeiten, dort wird es sicher Spezialisten geben. Die USA ist uns doch immer weit voraus. Beim Verlassen des Sprechzimmers kann ich schon wieder lächeln. Mama schaut mich erwartungsvoll an, so als warte sie darauf, daß ich ihr sage „du bist kerngesund". Ich sage erst mal gar nichts und fasse mir an den Magen. *„Wir haben noch nichts gegessen. Komm, laß uns hier in die Cafeteria gehen und überlegen, was wir kochen."* Kochen ist immer ein gutes Thema. Je mehr wir übers Kochen reden, umso lebendiger wird sie.

Nichts, aber auch gar nichts deutet darauf hin, daß mit dieser Frau irgend etwas nicht stimmen könnte. Ich will dieses schreckliche Wort nicht einmal denken.
Zuhause angekommen, genehmigen wir uns beide einen Cognac, stoßen an darauf, daß diese blöden Untersuchungen nun endlich vorüber sind und außer ein paar Tropfen auch keine weitere Behandlung notwendig sei. Wir sind richtig aufgekratzt und kichern um die Wette, als Wolfgang nach Hause kommt. Sein Blick verrät mir, daß er bereits mit dem Arzt gesprochen hat.

Nach dem gemeinsamen Nachtessen und der Planung für den nächsten Tag geht Mama nach oben in ihre Wohnung. Sie will fernsehen. Wahrscheinlich kommt ein „alter Film". Sie liebt alte UFA-Filme mit Magda Schneider, Lilian Harvey, Willy Birgel, Willy Fritsch, Heinrich George, Carl Raddatz und wie sie alle heißen.

Raffael bleibt am Tisch sitzen, sieht uns nur an und sagt „Und?“ Wir ziehen beide, wie ratlos, die Schultern hoch. Wolfgangs Stimme klingt heiser, als er DIESES WORT ausspricht. Raffael fängt an zu weinen und trommelt mit den Fäusten auf den Tisch. Dann steht er auf und geht hinunter in sein Zimmer, nicht ohne vorher die Tür laut zuzuknallen. Nach einer ganzen Weile kommt er wieder hoch, geht wortlos an uns vorbei ein Stockwerk höher zu seiner Oma. Wir hören die beiden laut lachen. Dann, wieder eine Weile später, ruft Mama von oben „*Gute Nacht*“, so wie jeden Abend. Es vergeht noch eine ganze Stunde, bis auch Raffael wieder herunterkommt. Er geht auf uns zu, faßt uns beide um den Hals und fängt an zu weinen. Wir heulen alle drei „Rotz und Wasser“ wie es so schön schwäbisch heißt. Die Tränen befreien nicht. Wir sind ratlos und auch hilflos. Es ist, als ob die Welt einfriert. Als ob ein großes schwarzes Ungeheuer auf uns zukommt, unaufhaltsam und gnadenlos und dieses Ungeheuer sagt nur ein Wort: ALZHEIMER.

In meinem Kopf dröhnt die Stimme des Arztes, sie wird immer lauter: *„Sie wird es gar nicht merken, sie wird einfach hinübergleiten in ihre eigene Welt.“*

Ein schwacher Trost. Nein, eigentlich gar kein Trost. Eine furchtbare Vorstellung, unfaßbar, u n m ö g l i c h.

Ich werde das nicht zulassen. Ich werde kämpfen, Seite an Seite mit meinem Mann und meinem Sohn.

Und wir werden gewinnen.

Alles ist wie immer!

3. Oktober 1990

Ich könnte vor Freude tanzen, so euphorisch bin ich. Wer Mama heute gesehen hat, mit ihr gesprochen hat, würde lauthals lachen über diese blödsinnige „Verdachtsdiagnose“ (das ist es inzwischen für mich).

Mamas Mutter „Oma Maria“ hätte heute Geburtstag, und da ist zwingend ein Friedhofsbesuch angesagt. Natürlich mit einem ausgedehnten „Eutingen-Bummel“. Zuerst also Friedhof, Gräber gießen und vor allem andere Gräber besichtigen, ob die nicht vielleicht doch die schöneren Blumen haben. Wir sind nicht die einzigen, und so dehnt sich der Friedhofsbesuch ganz schön, denn Mama trifft viele alte Bekannte, und es gibt viel zu erzählen. Dann gehen wir noch durchs Dorf. Fast vierzig Jahre haben meine Eltern hier gewohnt, haben sich hier angesiedelt nach der Flucht. Nicht alle haben damals die Flüchtlinge freundlich aufgenommen und selbst ich, in Eutingen geboren und aufgewachsen, war lange Jahre das Flüchtlingskind.

Papa war Orthopädie-Schuhmachermeister, aber wer hatte in jenen Tagen schon Geld für Maßarbeit oder orthopädische Schuhe? So mußte er hauptsächlich Reparaturarbeiten machen, später kam dann das Schuhgeschäft noch dazu. Mama und Papa waren sehr beliebt bei ihrer Kundschaft. Papa hat jede Kundin mit einem „Grüß Gott, schöne Frau“ begrüßt und Mama war immer offen für die neuesten Ereignisse im Dorf.

Der Weg durch die Hauptstraße dauert lange, nicht weil die Straße so lang ist, sondern weil wir so viele Bekannte treffen, hier stehen bleiben, da noch ein wenig tratschen, so vergeht die Zeit. Mama schwebt fast, so viele Neuigkeiten hat sie erfahren. Und wir waren noch gar nicht überall. Mama will noch zu Frau Fink in die Bäckerei. Solange ich denken kann, haben wir unser Brot dort gekauft, und immer gab es ein Hörnchen oder eine Brezel oder einen Mohrenkopf. Frau Fink freut sich, uns zu sehen. Gut sehe sie aus, die Frau Wilhelm, so richtig jugendlich noch, aber sie sei ja auch gut aufgehoben. Noch wie üblich die Frage nach Raffael, dann erzählen sich die beiden Frauen von früher und von ganz früher, schwelgen so richtig in ihren Erinnerungen. Nach „früher" kommt noch das aktuelle Dorfleben dran, wer mit wem und so weiter. Wir kaufen Brot und Hefekranz und, auch wie früher, gibt's noch eine Schneckennudel für „de Bub" und zwei Stück Zuckerkuchen „in Kaffee nei". Mit einem „kommet mal wieder" entläßt uns Frau Fink aus ihrem Laden, Mama trägt ihr noch Grüße auf „an alle, die mich kennen". Als nächstes gehen wir dann Steffi besuchen, Mamas jüngste Schwester. Wenn wir schon mal hier sind. Außerdem ist ihr ein bißchen flau im Magen, wie sie es nennt, wenn sie Lust auf ein Likörchen hat. Und das gibt's bei Steffi immer. Vor lauter Neuigkeiten vergißt sie sogar zu schimpfen, weil Tante Steffi und ich uns eine Zigarette anzünden.

Alles ist wie immer, auch seit jener blöden Diagnose war alles wie immer. Mehr und mehr glaube ich an eine Fehldiagnose.

Weil ich daran glauben will!?

Steffis Geburtstag

20. November 1990

Steffi hat Geburtstag, wir feiern ein bißchen, und auch Mama ist gut drauf. Sie „schnäpselt“ ganz schön mit ihrer Schwester und ist leicht beschwipst. Zuerst sind die neuesten Dorfnachrichten Thema. Am interessantesten sind Neuigkeiten aus dem standesamtlichen Bereich: Heiraten, Geburten, Todesfälle. Sie fragt nach verschiedenen ehemaligen Kunden, erkundigt sich ganz speziell nach einer Familie, mit der sie viel Kontakt hatte. Dann wird über die weiter entfernte Verwandtschaft geredet, wer von wem was gehört hat, und schließlich geht es dann an „früher“. Daheim in Jugoslawien, Krieg, Flucht, Neuanfang. Ein guter Einstieg zum Thema „Landsleute“. Ein sehr ergiebiges Thema, das viel Zeit in Anspruch nimmt. Einige Vertriebene aus der alten Heimat Jugoslawien sind auch in Eutingen angesiedelt, und man hat zusammengehalten in den vergangenen Jahrzehnten.
Mama interessiert sich sehr für alles und jeden, stellt weder unsinnige noch unlogische Fragen. Alzheimer, Herr Doktor?

Nichts ist auffällig an diesem Tag. Da sitzt eine Frau ganz entspannt, mit einem Gläschen in der Hand, im Kreise ihrer Familie und feiert den Geburtstag ihrer Schwester. Sie weiß, daß sie Geburtstag feiert. Sie wußte es, als wir hingingen und sie erzählt von früheren Geburtstagen. Was sie erzählt, ist richtig. Manchmal korrigiert sie sogar uns, wenn wir nach einem Datum suchen. Sie weiß genau, was sie sagt und was sie tut.
Nichts war auffällig in den vergangenen Wochen. Nichts ist heute auffällig. Es ist alles in Ordnung.

Ich will, das alles in Ordnung ist.

Freue dich, Christkind kommt bald

Adventszeit 1990

Weihnachtsvorbereitungen. Alle Jahre wieder eine schöne, nachdenkliche, friedvolle Zeit. Es duftet nach Plätzchen, Mama backt schon vor dem ersten Advent, damit „der Bub Brötle essen kann“. Raffael, der Bub, bringt jeden Tag die Sonne in ihr Leben. Wenn er mittags von der Schule kommt, gluckt sie um in herum, geht ganz auf in ihrer Fürsorge, damit's dem Bub nur ja an nichts fehlt. So war das eigentlich schon immer, seit er auf der Welt ist. Oma und Opa wußten immer viel besser, was gut ist für das Kind. Vermutlich wie alle Omas und Opas auf der Welt.

Auch in Kieselbronn im Gesangverein geht's jetzt auf Weihnachten zu. Mama liebt ihren Gesangverein und freut sich jede Woche auf die Singstunde und jetzt, in der Adventszeit, werden Weihnachtslieder gesungen und geprobt für den Silvestergottesdienst. Sie singt glockenrein, kein falscher Ton. Sie täuschen sich, Herr Doktor. Ihre Diagnose stimmt nicht. „Morbus Alzheimer“ – *Quatsch.* Dann könnte sie nicht so singen, soviel lachen, sich so freuen. Ich bin schließlich tagtäglich mit ihr zusammen, und das sagt mehr aus als eine kurze Untersuchung. Der Meinung sind inzwischen übrigens auch alle, denen ich von diesem lächerlichen Verdacht erzählt habe. Sie hätten sie sehen sollen, Herr Doktor, an unserer Weihnachtssingstunde in Kieselbronn. Wie sie das Zusammensein, die Kameradschaft, die Geselligkeit genossen hat. Wie fröhlich sie war und wie absolut normal.

Meine Mama hat diese Krankheit nicht.

Weihnachtsfrieden

24. Dezember 1990

Heute ist Heiligabend. Ich danke dir, lieber Gott, daß du Mama die letzten Wochen beschützt hast. Wir hatten eine wunderschöne Adventszeit. Haben Plätzchen gebacken, Geschenke eingekauft und viel erzählt. Von früher, von den schlechten Zeiten, als es nichts gab und man froh war, nicht hungrig ins Bett zu müssen. Und wie dann alles besser wurde und es wieder genug zu essen gab.

DIESES WORT habe ich aus meinem Kopf verbannt. Ich will es nicht hören, ich will es nicht einmal denken. Nicht heute an Heiligabend, nicht morgen und nicht nächste Woche.
Nie wieder.

Wolfgang schmückt den Baum, Mama und ich bereiten das Festessen vor, damit wir am Abend nicht mehr so viel Arbeit haben. Raffael ist wie üblich hektisch damit beschäftigt, seine Geschenke noch zu verpacken. Wir stylen noch schnell die Haare, denn am Nachmittag wollen wir gemeinsam auf den Friedhof gehen. Um halb vier singt dort die Sängerabteilung des 1. FC 08 Birkenfeld, wie jedes Jahr.

„...leuchten in den Weihnachtsfrieden, horch, ein wundersamer Klang, von den Türmen durch die Lande tönt der Glocken Weihgesang – Stille Nacht, Heilige Nacht, Stille, Heilige Nacht."

Das Singen auf dem Friedhof an Heiligabend ist schon Tradition, eine liebgewordene Tradition. Wir sind fast jedes Jahr hier. Mit diesem „Stille, Heilige Nacht" wird es für mich erst richtig Weihnachten. An diesem Ort, zwischen Leben und Tod, zwischen gestern, heute und morgen.
Wenn der letzte Ton verklungen ist, gehen die Menschen auf-

einander zu. So wie sie das eigentlich immer tun sollten und im Alltag schon gar nicht mehr tun können. So viele „Fröhliche Weihnachten" hört man rufen. Auf den Gräbern brennen die Lichter. Christus ist geboren.

Ich schaue Mama an, ihr Gesicht strahlt, sie redet mit Veronika und Walter, mit Peter und Gudrun. Erzählt, was wir gekocht haben und wie schön Wolfgang den Baum wieder geschmückt hat. Sie kennt so viele Menschen hier, redet mit dem, mit jenem, ist ganz in ihrem Element. Ich schaue Mama an und sehe, was ich immer gesehen habe: eine freundliche Frau, die gerne unter Menschen ist. Die sich in nichts unterscheidet von den vielen Menschen, die sich hier miteinander unterhalten. Mein Blick geht zum Himmel. Lieber Gott, laß diese Diagnose falsch sein. Sie wirkt doch so gesund, so froh, so lebendig.

Wir verleben einen wunderschönen Heiligabend. Ruhig, harmonisch, ganz in Familie. Meine Schwester Veronika und mein Schwager Walter sind da, wir essen gemütlich miteinander, dann ist Bescherung. Wie immer lese ich aus dem Weihnachtsevangelium, weihnachtliche Musik, Umarmungen, Geschenke auspacken, sich freuen auf die Zeit der Besinnung. Den Alltag loslassen, Sorgen vergessen. Doch bei all der Freude bleibt die heimliche Angst, es könnte im nächsten Augenblick alles anders sein, das helle Licht der Hoffnung könnte wieder verzweifelter Dunkelheit weichen. Nicht darüber nachdenken, nicht jetzt, nicht heute.
Heute ist Weihnachten.
Der Heiland ist geboren, das Licht der Welt.

Altweibersilvester

31. Dezember 1990

Wir sind eingeladen zum Silvester feiern. Raffael ist nicht da, wir wollen Mama aber auch nicht alleine lassen, obwohl sie beteuert: „*Geht ihr nur, ihr seid doch jung, ich mach mir's beim Fernsehen gemütlich, es kommt so ein schönes Programm.*" Nein Mama, wir lassen dich nicht allein, wir haben eine bessere Idee. Willi und Waltraud haben uns drauf gebracht. Tante Lidl kommt zu dir.

„*Altweibersilvester*", lästert Willi, „aber ihr beide freut euch drauf. Oder zumindest tut ihr so, weil ihr ‚eure Jungen' beruhigt weggehen lassen wollt." Willi und Waltraud bringen Tante Lidl zu uns, und gleich wird es lustig. Tante Lidl hat immer einen Spruch drauf und kommentiert die Riesenplatte mit Schnittchen mit: „*Moinet ihr, des langt uns?*" Natürlich weiß ich, daß es zu viel ist. Aber es ist Silvester, der Abend ist lang, und ein Teil davon ist auch für mein schlechtes Gewissen. „Wir haben euch Wein und Sekt kaltgestellt (reicht für mindestens zehn Leute), laßt es euch gut gehen. Und wenn was ist, wir sind nur drei Kilometer weit weg. Anruf genügt."

Prosit Neujahr – wir stoßen an auf ein glückliches und gesundes 1991

Gesundheit vor allem. Walters Blick geht in die Ferne bei diesem Wunsch. Er weiß, daß es um seine Gesundheit nicht zum besten steht. Wir wissen es auch. Umso inniger ist dieser Wunsch. Für ihn, für Mama, für uns alle.

Meine Gedanken gehen nach Hause, wir wählen Mamas Nummer, und als sie abnimmt, singen wir alle miteinander den 150.

Psalm für sie und Tante Lidl. Aus allen Kehlen noch ein „Prost Neujahr", dann nehme ich den Hörer und spreche mit ihr. Sie ist richtig aufgekratzt und ganz schön beschwipst. Wir sollen ruhig noch bleiben, sie hätten sich noch eine Menge zu erzählen, meint sie.
Tante Lidl läßt sich leider nicht überreden, bei Mama zu übernachten. „*I brauch mei Bett.*" Aber weiter feiern will sie noch, „*weil's grad so schee isch*".

„*Alles bestens*", sage ich strahlend mit dem typischen „*Ich-habs-doch-gleich-gesagt-Blick*" in Wolfgangs Richtung. Sein Blick zurück ist ernst, forschend. Mitleidig? So als wollte er sagen: „*Wach auf, stell dich der Realität*". Ich erwidere diesen Blick standhaft, fast trotzig. Realität, mein Lieber, ist das, was wir sehen. Nicht das, was ein Arzt meint, denken zu müssen. DIESES WORT ist nicht Realität, *nicht meine Realität.* Ich werde es nicht mit in das neue Jahr nehmen.

Wir bleiben wirklich noch eine Weile, aber Wolfgang ist unruhig und schließlich gehen wir heim. Die beiden prosten sich gerade zu, das „Altweibersilvester" ist noch in vollem Gange. Wir setzen uns dazu, singen noch mit den beiden und lachen über Tante Lidls Schwänke von früher. Ein wenig Sentimentalität mischt sich in die gute Laune beim Schwelgen in der Vergangenheit. Wie lange kennen wir uns eigentlich schon? Wir stellen fest, daß wir uns schon sehr lange kennen, seit meinen Teenagerzeiten zumindest. Und immer wieder haben sich unsere Wege gekreuzt. Tante Lidl hat bei der Hochzeit meines Bruders Adolf gekocht, vor fast zwanzig Jahren. Waltraud und ihre Schwester Gudrun haben 1968 bei unserer Hochzeit gesungen. Und dann die vielen Veranstaltungen beim Sängerbund Birkenfeld und beim Liederkranz Kieselbronn. Mama erinnert sich an so vieles, ich bin richtig stolz auf sie.
Das neue Jahr fängt gut an.

Da muß ich wohl eingeschlafen sein

10. Januar 1991

Die Feiertage sind vorbei, die Ferien sind vorbei. Normaler Alltag. Der Neujahrstag, die Tage danach waren ruhig und friedlich. Nun ist wieder Normalität eingekehrt. Ich denke gerne zurück an die Advents- und Weihnachtszeit, an den Jahreswechsel. Die Stimme in meinem Kopf ist ruhig geworden. Auch ich bin ruhig geworden, zumindest was Mamas angebliche Krankheit betrifft. Vorsichtshalber verliere ich niemandem gegenüber auch nur ein Wort darüber. Manchmal kommt mir vor, Wolfgang beobachtet Mama ganz genau, nimmt jede Bewegung, jedes Wort in sich auf, analysiert ihr Verhalten. Er sagt nichts, vielleicht, weil er genau weiß, daß ich nichts hören will. Vor allem nicht „DIESES WORT". Und plötzlich schreit es wieder in meinem Kopf, laut und vernehmlich, als Antwort auf mein übliches *Nur ruhig bleiben, das alles muß gar nichts bedeuten.*

„*Ruhig bleiben? Wie lange willst du dir noch etwas vormachen? Das hat sehr wohl etwas zu bedeuten, denk nach!*" dröhnt die Stimme. Mit konstanter Boshaftigkeit ist dieses Bild vor meinen Augen, den ganzen Tag. Ich muß aufschreiben, was passiert ist, auch wenn ich sicher bin, daß ich allem nicht unbedingt zu viel Bedeutung beimessen muß. Aufschreiben, abhaken. Vergessen.

Wie immer war ich auch an diesem Morgen bei ihr oben, auf ein paar Worte, ein „Tschüs, bis heute mittag". Was ich sehe, läßt mich erstarren, mein Magen krampft: *Sie liegt mit den Kleidern im Bett.* Noch bevor ich etwas sagen kann, auch schon die Erklärung. „Ich war so müde gestern abend und wollte mich nur etwas hinlegen bis zum Spätfilm, da muß ich wohl eingeschlafen sein."

Eine logische Erklärung. Logisch? Natürlich, das kann ja mal vorkommen. Und weil ich dem keine Bedeutung beimessen *will*, werde ich es zunächst auch mal für mich behalten. Warum noch Wolfgang oder Raffael damit belasten?

Ich war am Nachmittag wirklich versucht, den Arzt anzurufen, mit ihm darüber zu reden. Ich habe es nicht getan.

Warum? Weil ich Angst habe. Angst davor, etwas zu hören, was mir nicht gefällt? Andererseits, ist es wirklich so unwahrscheinlich, daß man sich nur mal schnell mit den Kleidern aufs Bett legt und dabei einschläft? Wie oft bin ich schon (in den Kleidern) auf der Couch beim Fernsehen eingeschlafen, und niemand würde mir unterstellen, daß ich an Alzheimer leide. Und wäre es unvorstellbar, sich zwischen zwei Filmen auf dem Bett auszustrecken, weil das nun mal bequemer ist? Nein, ganz bestimmt nicht. Warum soll bei Mama etwas auf Alzheimer hindeuten, was bei jedem von uns für vollkommen normal gehalten würde. Nein, ich sehe keinen Grund, den Arzt anzurufen. Allmählich glaube ich, daß ich mich selbst verrückt mache. Daß dieses blöde Wort sich in meinem Kopf breitmacht und mich verfolgt. So wie damals, als wir in Kieselbronn Mäuse im Haus hatten. Da habe ich überall und ständig Mäuse huschen sehen, auch wenn gar keine da waren. Ich habe nur noch dagesessen und den Boden fixiert.

Abwarten, es wird sicher nicht mehr vorkommen. Jedenfalls werde ich weder Wolfgang noch Raffael beunruhigen (oder auf dumme Gedanken bringen). Und den Arzt werde ich ganz bestimmt nicht anrufen.

Zwei Strumpfhosen

25. Januar 1991

„*Es*“ ist wieder vorgekommen in den vergangenen zwei Wochen. Jedesmal eine andere Erklärung. Meist richtig gute Erklärungen

- *ich wollte nur etwas holen im Schlafzimmer, dann ist mir schwindlig geworden*
- *der Film kam später und zum Lesen ist es hier im Bett bequemer*

Jedesmal mit dem Nachsatz: *Dann muß ich wohl eingeschlafen sein.*
Das alles ist sehr logisch und, wie gesagt, ich schlafe meistens auch abends beim Fernsehen ein, und wenn Wolfgang mich nicht wecken würde, bliebe ich auch in den Kleidern liegen.

„*Hallo, aufwachen*“, sagt die Stimme ganz hinten in meinem Kopf. Ich bringe sie augenblicklich zum Schweigen, aber ... sie schweigt nicht, sie flüstert penetrant boshaft weiter.

Lauter dummes Zeug, das ich nicht hören will.

Am Abend gehe ich nicht nur auf ein „Gute Nacht“ hinauf. Ich will dabei sein, wenn sie sich bettfertig macht. Wir unterhalten uns eine Weile, und ich merke, wie sie mich loswerden will. Ich sei doch sicher müde, und sie wolle noch lange fernsehen. Wie ein kleines Mädchen säumt sie sich, damit ich nicht sehe, was nicht mehr zu übersehen ist:
Sie hat Schwierigkeiten beim An- und Auskleiden.

Unter dem Rock kommen zwei Paar Strumpfhosen zum Vorschein. Nicht übereinander angezogen, sondern nebeneinander. An jedem Bein ein Strumpf und oben um die Taille die beiden „übrigen“ Strümpfe zusammengebunden.

Ein Blick voller Verzweiflung, Tränen in den Augen, weil ich sie so sehe. Tränen und Furcht. Sie merkt selbst, daß etwas nicht stimmt. Ich weiß nicht, ob ich mich in diesem Moment unter Kontrolle hatte. Wahrscheinlich nicht, denn in meinem Kopf war ein Schwarm Hummeln.

Mein Gott, laß es nicht wahr sein, DIESES WORT.

Ich bin hilflos, und außer einem: „*Das macht doch nichts, komm, ich helf dir*“, kommt nichts über meine Lippen. Wir sehen uns nur an, ich höre die Uhr ticken wie eine Bombe oder noch lauter. Und unaufhörlich diese Stimme in meinem Kopf. Gott sei Dank kommt Raffael nach oben, ich könnte ihn küssen. Fast augenblicklich ist sie abgelenkt, strahlt. Wie immer, wenn sie ihr Herzblatt sieht, ist alles andere vergessen. Er packt sie um die Taille und tanzt mit ihr durch den Flur, ohne dem Bedeutung beizumessen, daß sie weder Rock noch Pulli trägt. Er tanzt mit ihr, er ignoriert die beiden Strümpfe um ihre Taille und singt dabei: „*Mei Weib, des tanzt in die Schlappe*“ (Melodie von „Mein Hut der hat drei Ecken“, er kennt diesen Vers von seinem Opa).

Vergessen ist der Schatten, der noch vor wenigen Minuten um uns war, sie lacht und singt mit. Sie zeigt ihm sogar die beiden Strumpfbeine und sagt: „*Schau her, was ich wieder g'macht hab.*“ Wir sehen uns an, Raffael und ich. Unmerklich schüttelt er mit dem Kopf, nimmt seine Oma bei den Schultern und führt sie ins Bad. Gemeinsam machen die beiden Abendtoilette, fast ist das Bild, das sich mir bietet, zum Schmunzeln:

Mama sitzt auf dem Klo, Raffael ihr gegenüber auf dem Badewannenrand und erzählt ihr irgendeinen Blödsinn, der sie zum Lachen bringt. Es dauert gar nicht lange, und sie wirkt wieder „ganz normal“. Mamas Wundermedizin hat wieder mal gewirkt, wie so oft. Ihr Allheilmittel gegen *jede* Krankheit heißt

Raffael und ist sechzehn Jahre alt. Aber vor allem heißt diese Medizin *Liebe.* Überdosierung unmöglich.

Mama sieht mich in der Badezimmertür stehen und schickt mich weg. Raffael solle ihr helfen, der mache schließlich die „schöneren Faxen". Ich könnte lachen und heulen zugleich. Als ich unten angekommen bin, kann ich nur noch heulen. Und DIESES WORT hämmert durch meinen Kopf und immer noch bin ich nicht bereit, es zu akzeptieren. Was, wenn es zwar eine Form der Altersdemenz ist, aber behandelbar? Dann hätten wir wertvolle Zeit verschenkt, dann hätten vielleicht ein paar Pillen alles wieder gutgemacht. Meine Gedanken purzeln durcheinander, aber eines weiß ich sicher:
Als erstes werden wir einen weiteren Neurologen konsultieren. Wir haben uns noch nie auf die Meinung eines Arztes verlassen. Und wir werden weltweit in der Fachpresse recherchieren, nach Spezialisten suchen. Natürlich nur für den Fall, daß doch was dran sein sollte an dieser komischen Diagnose.

Als Raffael nach langer Zeit von oben kommt, bin ich ganz gefaßt, frage ihn nach den „schönen Faxen" und versuche, zur Tagesordnung überzugehen. Nur allzu bereitwillig spielt er mein Spiel mit. Er liebt seine Oma über alles und will genauso wenig wie ich, daß diese furchtbare Diagnose stimmt. Also ist er absolut meiner Meinung, eine zweite Fachmeinung muß her, und zwar wirklich eine Fachmeinung. Nicht nur die Beurteilung durch einen Neurologen, der vielleicht gar nicht viel mit Demenz-Patienten zu tun hat. Im Grunde genommen wissen wir beide, daß wir uns an einen Strohhalm klammern und dennoch...

Hoffnungsschimmer?

8. Februar 1991

Na bitte. Nach zwei Wochen gemeinsamer Abend- und Morgentoilette kann sie sich wieder allein an- und auskleiden (auch die Strumpfhosen), sie kommt ohne Probleme mit dem Waschen und Gebißreinigen zurecht, sie kann sich frisieren. Und zwar alleine.
„Morbus Alzheimer" – niemals.

Es war einfach nur eine Krise, mehr nicht. Würde es sonst wieder funktionieren? Ich bin nicht bereit zu akzeptieren. Wenn man älter wird, spielt das Gedächtnis nicht mehr so mit. Ich achte peinlich darauf, daß sie genügend trinkt (mindestens zwei Liter, hat Wolfgang gesagt) und daß sie regelmäßig ihre Tabletten einnimmt. Der Blutdruck wird sowieso täglich kontrolliert. Gerade Menschen mit Blutdruckkrisen haben doch oft Probleme mit dem Gedächtnis (ich weiß, das stimmt so nicht ganz, aber ich will es glauben). Und ist es nicht mit dem Gedächtnis genauso wie mit den Knochen? Wenn man nicht regelmäßig trainiert, wird man unbeweglich. Also liegt die Lösung doch nahe:
Man muß das Gedächtnis trainieren.

Genau das tun wir auch.
Lesespiele, Puzzle, Rechenspiele, Farben bestimmen, Koch- und Backrezepte aufschreiben. Alles, was uns einfällt. Den ersten „Test" hat sie heute bestanden: Sie hat mir genau erklärt, wie man einen „Linzerteig" macht. Zum Mittagessen gibt es „Krautfleckle". Ein Rezept von früher und eines von Raffaels Lieblingsgerichten. Sie erklärt mir genau, was ich machen muß und erzählt mir dabei von früher, von ihrer Kindheit in Jugoslawien. Daß sie nie von der Schule direkt heimgegangen sei, und wie oft sie halbe Schulklassen einfach so eingeladen

hat. Stundenlange Schulwege und beim Heimkommen eine Schar Kinder im Schlepptau, das kenne ich zur Genüge von Raffael. Richtig stolz ist sie, als ich das anspreche. „*Das hat er von mir.*“
Natürlich, Mama, von wem sonst?

In zwei Tagen wird Raffael siebzehn, da gibt's noch so einiges vorzubereiten. Am wichtigsten sind natürlich die süßen Lekkereien. Mama hilft eifrig, so wie früher, schließlich geht es ja um ihr Herzblatt. Sie geht ganz darin auf. Es gibt ja noch so viel zu erledigen, zu bedenken. Was gibt es zum Essen, wer kommt alles, wann gehen wir einkaufen.
Aber vor allem eines ist ganz wichtig:
Was wird er wohl zu dem Moped sagen?
Wenn du nicht gackerst, Mama, wird es vielleicht sogar eine Überraschung für ihn, denn bislang haben wir ihm nicht verraten, daß es zu seinem Geburtstag da sein wird.
Niemand, der sie so erleben würde, käme auch nur im entferntesten auf den Gedanken, daß mit dieser Frau etwas „nicht stimmt“. Schon gar nicht, als Raffael von der Schule kommt und die Krautfleckle sieht. Sie hat ihm genau erklärt, wie die zu kochen sind. Damit er es auch weiß, falls ich es vergesse.

Tja, Herr Doktor, das hätten sie nicht gedacht. Von wegen, sie wird uns bald nicht mehr erkennen. Sie erkennt nicht nur uns, sie erkennt jeden, den sie trifft. Sie schaut Bilder an und erinnert sich an die Anlässe, bei denen sie aufgenommen wurden.

Mama freut sich wie ein kleines Kind auf Raffaels Geburtstag, hilft eifrig bei den Vorbereitungen.

Sie ist wie immer!

Das Moped für den Bub

10. Februar 1991

Es war ein schöner Tag, Mama war gut gelaunt und rührig wie eh und je, und ich schreibe diese Zeilen heute wahnsinnig gerne, weil es eigentlich n i c h t s aufzuschreiben gibt:

Der große Tag ist endlich da, Raffaels siebzehnter Geburtstag. Das Moped ist Gott sei Dank auch da, und Mama ist aufgeregter als das Geburtstagskind selbst. Kaum konnte sie es erwarten, bis der Bub von der Schule nach Hause kommt. Dann wird er das Moped in der Garage vorfinden und außer sich sein. Den ganzen Vormittag gab es nur dieses Thema: Was er wohl sagt, ob er gleich fährt, ob er vielleicht vor Freude wieder mit ihr tanzt?
Ab zwölf Uhr hat sie unentwegt aus dem Fenster gesehen, könnte ja sein, er hat früher aus. Sie will ihn unbedingt zuerst begrüßen. Außerdem hat sie ihm heute morgen ja nicht gratuliert, weil sie noch geschlafen hat, als er zur Schule ging, deshalb muß sie ihm doch gleich entgegengehen, wenn er kommt.

Er hat sich natürlich gefreut, und natürlich ist er gleich eine Runde gefahren. Aber zuerst hat er ihr jede Einzelheit des Mopeds erklärt, ihr versichert, daß er sich kein schöneres Moped vorstellen kann. Und natürlich ist er mit ihr durch die Garage gewirbelt. Die erste Runde könne sie ja mit ihm drehen, hat er scherzhaft zu ihr gesagt. Einen Moment hatte ich wirklich Angst, sie setzt sich hinten drauf.

Beim Mittagessen gibt es kein anderes Thema, Raffael redet nur über das Moped. Mama hört ihm fasziniert zu, nickt ab und zu beifällig, so als ob sie ein großer Moped-Experte sei. Eine Oma und ihr heißgeliebter Enkel.

Am Nachmittag kamen dann endlich die Gäste, alle mußten natürlich zuerst das Moped bewundern. Mama hat mich mehrmals ermahnt: *Wir müssen den Tisch decken und zusehen, daß der Kaffee fertig wird, außerdem ist noch für das Nachtessen vorzurichten.* Typisch Mama. Gastfreundschaft war ihr immer wichtig. Beim Kaffeetrinken war sie so richtig in ihrem Element, hat jeden ermuntert, doch noch ein Stück Torte zu essen, es sei doch genug da. Auch das Abendessen war ganz nach ihrem Gusto, es gab (auf Raffaels Wunsch) Szegediner Gulasch. Sie war darauf bedacht, daß jeder satt wurde, so als ob es ihr Fest wäre. Und daß auch alle genug zu trinken haben. Ich weiß nicht, wie oft sie mit ihrem Enkel angestoßen hat. Und wie oft sie ihm dabei gesagt hat:
Wenn doch dein Opa diesen Tag noch erleben könnte.
Wir vermissen ihn alle, Mama, immer noch. Obwohl er schon seit viereinhalb Jahren tot ist.

Ich kann und will mich eines ketzerischen Gedankens nicht erwehren: *Ist es nicht so, daß Alzheimer-Patienten überhaupt nicht mehr wissen, daß ihr Partner tot ist?*
Sie weiß es ganz genau, und sie weiß auch, wann Papa gestorben ist. Vor allem weiß sie, woran er gestorben ist. Es war für uns alle ein Schock damals. Lungenembolie und Ende. Einfach so, eine Woche vor unserem Richtfest. Sie erinnert sich daran, an jedes Detail.

Keiner glaubt, daß diese VERDACHTS-Diagnose stimmt. Nicht meine Schwester Veronika und nicht mein Schwager Walter, nicht mein Bruder Anton und nicht meine Schwägerin Regina. Wie auch. So wie sie Mama erleben, so war sie immer. Das sagen sie, und ich höre es gerne. Ich sauge es richtig in mir auf. Nur Wolfgangs Blick ist ernst.
Aber er sagt nichts.

Alles im grünen Bereich?

31. März 1991

Die ganzen Wochen seit Raffaels Geburtstag ruhiges Gleichmaß, keine besonderen Vorkommnisse. Manchmal stelle ich mir die Frage, warum diese Aufzeichnungen, für wen sollen die sein, wenn doch überhaupt nichts dran ist an dieser VERDACHTS-Diagnose? Natürlich, um beim nächsten Arzttermin auf genau diesen Umstand hinweisen zu können.
Sehen Sie, Herr Doktor R., ich habe alles genau protokolliert, nichts von alledem, was in Ihrem Befund steht, trifft auf meine Mutter zu. Sie hat einfach nur manchmal einen schlechten Tag. Immerhin ist sie ja nicht mehr die jüngste.
Ja, genau deshalb schreibe ich so vieles auf. Und außerdem vergehen oft Wochen, bis es wieder einen Grund zum Aufschreiben gibt, und heute gibt es eigentlich gar keinen Grund. Ist das nicht schön?
Bald ist Ostern. Zeit für den Frühjahrsputz. Mama werkelt eifrig, putzt Fenster und wäscht Gardinen. Mit meiner Hilfe, aber schließlich ist es doch auch viel schöner, wenn man diese stupide Putzerei gemeinsam macht. Nur deshalb bin ich immer an ihrer Seite, nicht etwa, weil ich daran zweifle, daß sie ihre Fenster auch alleine putzen kann. Außerdem habe ich wirklich festgestellt, daß sie meine Hilfe gar nicht braucht. Nur beim Gardinenabnehmen und -aufhängen, aber das ist eigentlich normal, die Leiter ist auch zu gefährlich für sie. Ganz hinten in meinem Kopf höre ich wieder diese boshafte Stimme. *Du läßt es doch überhaupt nicht drauf ankommen, zu sehen, ob sie es wirklich alleine kann.* Die Stimme in meinem Kopf braucht heute lange, um mit ihren Ketzereien aufzuhören, aber schließlich bringe ich sie doch zum Schweigen.

Wie lange noch?

Nur eine Stück Fleisch

6. April 1991

Eigentlich will ich das alles gar nicht aufschreiben, aber irgend etwas in mir zwingt mich dazu. Ich lasse den Film dieses Tages noch einmal vor meinem geistigen Auge ablaufen:

Vormittags gegen zehn Uhr kommt sie nach unten. Wolfgang ist bei einer Fortbildung (sie weiß das noch, sie hat es nicht vergessen!), Mama will mir Gesellschaft leisten. Wir räumen noch gemeinsam auf, dann gehen wir einkaufen. Einkaufen ist immer prima und außerdem, meint sie, brauche sie auch noch so einiges. Gegen Mittag sind wir wieder zurück. Als die Einkäufe verstaut sind, beginne ich mit dem Zubereiten des Mittagessens.

Irgend etwas riecht brenzlig. Mir ist nichts angebrannt. Also muß es oben sein in Mamas Wohnung. Und es ist oben. Dicker Qualm kommt mir entgegen, die ganze Wohnung ist vernebelt. Auf dem Herd steht ein Topf mit etwas total Verkohltem drin. Das Stück Kohle ist eigentlich Fleisch. Ein Schnitzel, das seit drei Stunden brät. Sie hat es um zehn Uhr aufgesetzt und vergessen.

Schnell alle Fenster aufreißen, den Topf auf den Balkontisch stellen, damit er auskühlt und vor allem eins: die Gedanken sortieren, ruhig werden. Es ist ja nichts passiert, und ich hab' auch schon mal was auf den Herd gestellt und vergessen. Was soll's, wenn so etwas *einmal* vorkommt.

Du findest immer Ausreden, höhnt die Stimme in meinem Kopf. *Erklärungen für alles. Sieh der Wahrheit ins Gesicht.*

Nein, ich will nicht, ich kann nicht akzeptieren.

Und ich *werde nicht akzeptieren.*

Lebensbilder

28. April 1991

Mein Geburtstag. Das schönste Geschenk überhaupt macht mir Mama. Seit jenem Samstag ist nichts mehr angebrannt, auch das Waschen und Anziehen macht keine Probleme (natürlich mit etwas Unterstützung, aber wirklich nur *mit etwas* Hilfe). Sie gratuliert mir schon am frühen Morgen, sie weiß also, was für ein Tag heute ist. Wie immer, die erste Frage: Was machen wir zum Essen. Man merkt ihr die Vorfreude an, es werden Gäste kommen, es ist was los an so einem Tag. Das Einkaufen wird richtig gemütlich. Sie erzählt mir während der Fahrt aus meiner Kinderzeit, als die Zeiten noch nicht so gut waren und die Geschenke ganz klein ausfielen. Ein Thema ergibt das andere, Koch- und Backrezepte von früher und von ganz früher, von daheim. Jugoslawien, da ist sie aufgewachsen. Dann die Flucht. Und immer wieder die Geschichte, wie sich die beiden Familien gleichen Namens, die überhaupt nichts miteinander zu tun hatten, in den Kriegswirren zufällig gefunden haben. Wie aus diesen beiden Familien Wilhelm dann eine geworden ist. Papa und seine drei erwachsenen Kinder, Mama und ihr kleiner Sohn aus erster Ehe, ich das gemeinsame Kind, das Nesthäkchen. Die beengten Wohnverhältnisse nach dem Krieg. Als Flüchtlinge gemieden von der Dorfbevölkerung. Das Ringen um Anerkennung bei den Einheimischen. Die „Landsleute", die man nach der Flucht wiedergetroffen hat. Sie erzählt und erzählt, ich höre zu, stelle manchmal Fragen nach Zusammenhängen. Sie sprudelt fast über, redet und redet unentwegt, beim Einkaufen und zuhause beim Vorbereiten und Kochen.

Und immer wieder Jugoslawien, der Bau der Königsvilla in Beograd. Opa war „Königlicher Hofbaumeister", hatte einen Steinmetzbetrieb mit fünfzig Arbeitern. Das war schon was in den zwanziger Jahren, darauf ist sie ganz besonders stolz. Sie

erzählt von den großen Schiffen, mit denen die Riesenblökke weißen Marmors aus Italien angekommen sind. Wie sie als Kinder mit dem königlichen Auto abgeholt wurden und mit den Kindern von König Alexander gespielt haben. Wie oft habe ich diese Geschichte gehört, nicht nur von ihr, auch von Opa. Er ist nie darüber hinweggekommen, daß der Krieg und die Flucht sein Lebenswerk beendet hatten. Daß er eigentlich noch Geld zu bekommen hätte vom Königshaus. Daß sein ganzes Vermögen, das er vor der Flucht aus Jugoslawien auf die Volksbank Passau transferiert hat, nach Kriegsende von den alliierten Mächten beschlagnahmt worden war zu „Reparationszwecken" (den Brief mit dieser lapidaren Aussage haben wir noch). Er wäre ein wohlhabender Mann gewesen, hätte er gehabt, was eigentlich sein war.
Gemeinsam träumen wir davon, eines Tages nach Beograd zu reisen. Ich würde diesen weißen Marmorpalast gerne einmal anschauen, möchte die Säule finden, in die mein Großvater seinen Namen eingraviert hat. Eine Geschichte, die das Leben schrieb. Und Mama erinnert sich an so viele Details, erzählt diese Geschichte so spannend, daß ich manchmal meine, ich bin mittendrin im Geschehen.

Ganz hinten in meinem Kopf flüstert wieder diese boshafte Stimme: *„Das sind alles Geschichten von früher, frag sie doch mal, was gestern war."* Sei ruhig, bitte, bitte, sei doch endlich still. Ich will es nicht hören. Ich will sie nicht fragen, was gestern war. Es interessiert mich nicht. Außerdem habe ich heute Geburtstag. Das ist mein Tag. Und Mama hat mir zu meinem Geburtstag so viel erzählt, Bilder ihres Lebens gezeichnet. Bilder, die auch zu meinem Leben gehören, weil sie zu meinen Wurzeln führen. Bilder aus einer Vergangenheit, auf die sie stolz ist, zu Recht. Nicht jeder kann von sich behaupten, seine Spielkameraden seien die Kinder eines Königs gewesen. Auch ich bin sehr stolz auf meinen Opa.

Mamas Geburtstag

20. Juni 1991

Mamas 72. Geburtstag. Vormittags große Vorbereitungen, am Nachmittag hält sie Hof. Bis zum Abend hat sich unser Wohnzimmer gefüllt, sie ist richtig glücklich, bewirtet ihre Gäste, prostet mal dem einen, mal dem anderen zu. Erzählt wieder Geschichten von früher (und von gestern), lacht, scherzt und ist glücklich. Keine Spur eines langsamen Vergessens (auch ein Neurologe kann sich irren), sie erkennt jeden einzelnen und regt sich wie üblich auf über die, die noch nicht angerufen haben. Und beschließt dann, auch wie immer, daß die ihr gestohlen bleiben könnten. Basta.

Ich bin so glücklich an diesem Tag, so entspannt und beruhigt. Warum nur äußert sich Wolfgang nie, wenn ich ihm erkläre, daß diese Diagnose niemals stimmen kann? Er muß es doch selbst sehen, warum sagt er mir nicht einmal, daß dieser ganze Spuk vorbei ist. Mama ist aktiv wie lange nicht mehr, er könnte doch auch mal was sagen. Er kann doch nicht übersehen, wie gut es ihr geht.

Nein, sagt ketzerisch die Stimme, *natürlich nicht. Aber er sieht auch die Momente, die du nicht sehen willst.* Was für ein Quatsch, sind diese kurzen Momente aussagekräftiger als unser Alltag, den wir tagtäglich meistern? Wohl nicht, denn sie kennt mich immer noch. Sie weiß immer noch, wer sie ist. Sie sieht immer noch gern alte Filme und achtet immer noch peinlich auf ihre Garderobe (und auf die der anderen Frauen), ist interessiert an Klatsch und Tratsch.

Was also, bitte schön, soll mit dieser Frau nicht stimmen?

Es hat so pressiert

Juli/August 1991

Anfang Juli schlich sich DIESES WORT wieder in mein Leben. Unbarmherzig, ohne Gnade. Ein Malheur war passiert. *„Es hat so pressiert, da hat es nicht mal mehr bis aufs Klo gereicht."*
Das kommt in den besten Familien vor.
Mach dir nichts draus.

Es hat in den nächsten Tagen so oft nicht „gereicht", auch nicht fürs große Geschäft. Immer hat es so pressiert. Natürlich beruhige ich sie, tröste sie und gehe mit ihr Pipi machen, wie mit einem Kind. Dabei wird unbarmherzig klar: Sie hat vergessen, wie man aufs Klo geht, sie setzt sich mit den Kleidern auf die Toilette. Die Verzweiflung in ihrem Blick läßt mich stumm werden. Lieber Gott, hilf uns jetzt. Gib uns Kraft und Stärke. Und laß alles wieder gut werden.

Kein „*Mach dir nichts draus*" kommt über meine Lippen. Nur Raffael bringt es fertig, mit einem Scherz die Situation zu entschärfen. Nach fünf Minuten lachen die beiden herzlich. Danke, Raffael. Ich kann nicht lachen, jetzt gerade nicht. Ich kann mich nur davonstehlen in eine stille Ecke und heulen. Wir reden lange darüber, fast jeden Abend. Überlegen, wie wir mit dieser Situation umgehen. Wir müssen ihr helfen, natürlich, aber wie? Zorn steigt in mir hoch. Lieber Gott, warum läßt du das zu? Sie hat doch niemandem etwas getan, warum schickst du ihr DIESE KRANKHEIT! Hat sie das verdient? *Den der Herr liebt, den züchtigt er*, hämmert es in meinem Kopf. Oh Gott, dann mußt du sie sehr lieben.
Und uns auch.

Die beiden Mächte in mir streiten sich heftig. Wie so oft. Aber, war nicht immer ein Leitsatz meines Lebens:

Es gibt keine Probleme, es gibt nur Lösungen. Also, hör auf zu jammern, such nach einer Lösung, sagt die Stimme. Jedes Unfallopfer mit Gehirnschädigung erlernt, wenn auch mühsam, Fähigkeiten wieder, die durch die Schädigung zunächst verlorengegangen sind.
Dann lernen wir eben wieder, wie man zur Toilette geht. Wir üben „*Rock hoch, Hose runter*". Immer aufs neue. Und nach zwei Wochen klappt es allein. *Sie kann es wieder.* Auch nachts. Von wegen „*verliert allmählich die Orientierung, kommt mit den Verrichtungen des täglichen Lebens nicht mehr zurecht*". Sie hatte es eben nur kurzfristig vergessen. *Ich glaube daran, weil ich es so will,* weil ich es nicht wahrhaben will, was eigentlich nicht mehr zu übersehen ist. Andererseits, nach all dem, was ich über Alzheimer gelesen habe, wäre es unmöglich, eine einmal verlorene Fähigkeit wiederzugewinnen. Also doch eine andere Demenz-Erkrankung. Und keiner will mir glauben. Auch Wolfgang nicht. Er widerspricht mir zwar nicht, aber er gibt mir auch nicht recht.

Allmählich drehen sich meine Gedanken im Kreis. Meistens befinde ich mich in einem Wechselbad der Gefühle. Mal himmelhoch jauchzend, wenn längere Zeit alles seinen gewohnten Gang geht. Dann wieder zu Tode betrübt, wenn etwas vorkommt, was Grund zur Sorge gibt. Bei all der Sorge um Mama muß ich aber auch meinen Alltag bewältigen. Und ich muß Mama aufmuntern, wenn sie bekümmert ist. In die Sorge um Mama mischt sich oft auch die Sorge um Wolfgang. Sein Rückenleiden verschlimmert sich immer mehr. Er klagt zwar nicht, und wenn man ihn fragt, hört man immer nur ein „es geht schon", aber ich sehe ihm an, daß er Beschwerden hat.

Und Raffael? Gott sei Dank hat er das Lachen nicht verlernt. Wie oft hat er in „Sch...-Situationen" noch Scherze machen können und uns alle damit aufgemuntert.

Dauerwellen-Odyssee

30. August 1991

Zeit für Dauerwellen. Denn adrett aussehen, ist sehr wichtig. Mama ist gerne chic. Heute morgen hatte sie einen Friseurtermin in Pforzheim, der mir, ohne daß ich selbst dort war, beinahe graue Haare beschert hat.

Ich bringe sie hin und vereinbare mit ihr zu warten, bis ich wiederkomme. Dann gehe ich meine Sachen erledigen. Nach zweieinhalb Stunden will ich sie abholen. Aber sie ist nicht mehr da, sie hat auch keine Nachricht für mich hinterlassen. Der Friseursalon ist in einem Kaufhaus, vielleicht bummelt sie ein wenig. Also lasse ich sie ausrufen. Kein Erfolg. So langsam wird mir mulmig. Wo soll ich suchen? Sie fährt nie mit dem Bus nach Hause, ich bringe sie ja überall hin. Sie wüßte nicht einmal, wo die Bushaltestelle ist. Vielleicht ist sie ja bei meiner Schwester Veronika im Büro? Ich gehe hin, Fehlanzeige. Und nun? Es ist inzwischen zwei Uhr nachmittags. Ich fahre nach Hause, in der Hoffnung, daß sie doch irgendwie die Bushaltestelle gefunden hat oder mit jemandem mitgefahren ist. Aber, meine Hoffnung wird nicht erfüllt. Ich weiß nicht mehr, was tun. In drei, spätestens vier Stunden muß ich weg, Wolfgang hat im Klinikum Karlsruhe eine Grillparty mit fünfzig Personen, die ich noch vorzubereiten habe. Salate machen, Grillgut usw. ins Auto einladen, wegfahren.
Wo ist Mama?
Raffael fährt jede Stunde mit dem Fahrrad zur Bushaltestelle, vielleicht kommt sie ja doch mit dem Bus.
Aber sie kommt nicht.

Irgendwie muß ich meine Arbeit tun, damit ich bis fünf Uhr fertig bin. Meine Gedanken sind überall, nur nicht bei dem, was ich gerade mache.

Plötzlich geht das Telefon, meine Schwester Veronika ist am Apparat. Mama ist da, eben bei ihr im Amt eingetroffen. Sie war einfach bummeln und hatte vergessen, was wir vereinbart hatten. In die Erleichterung mischt sich Wut, aber auch grenzenlose Angst. Was hat das zu bedeuten – vergessen, was wir ausgemacht haben?

Wieder denke ich an das, was der Arzt gesagt hat. Und wieder beruhige ich mich selbst. Es ging doch alles gut, bisher. Meine Schwester bringt Mama nach Dienstschluß nach Hause, frisch frisiert, ziemlich verdattert und übernervös. Ich beruhige sie, das kann schon mal vorkommen, sage ich, daß man sich mißversteht. Ich beruhige *sie,* aber in Wirklichkeit *beruhige ich mich selbst.* Wieder mal.
Ein *gelegentlicher Ausrutscher*, mit zweiundsiebzig.
Wer weiß, wie wir sind mit zweiundsiebzig.

Nachdem sich die erste Aufregung gelegt hat, Raffael sie mit der schnoddrigen Bemerkung „gib's zu, du hast ein Rendezvous gehabt, von dem wir nichts wissen sollten“ zum Lachen gebracht hat und die Situation (mal wieder) entschärft hat, kann ich mich meinen Vorbereitungen endlich konzentriert widmen. Mama hilft mir sogar dabei und will die Küche aufräumen, damit ich mich nicht auch noch damit aufhalten muß. Wo doch sie mich schon so aufgehalten hat. Und wenn sie mit der Küche fertig ist, erklärt sie mir strahlend, wird sie mit Raffael Abendbrot essen und es sich gemütlich machen mit dem Bub. Damit er nicht allein ist, weil wir doch beide weg sind. Ist sie nicht goldig.

Sie entschuldigt sich noch ein paarmal für das „schreckliche Mißverständnis“ und je öfter sie sich entschuldigt, um so mehr zweifle ich an mir.
Habe ich mich vielleicht unklar ausgedrückt?

Herbst, Winter – und alles ist in Ordnung

September bis Dezember 1991

Seit der „Dauerwellengeschichte“ geht es Mama wirklich gut. Wolfgang, Raffael und ich konnten sogar einige Tage wegfahren, unseren Freund Ugo in Italien besuchen. Raffaels Freund Dirk war mit dabei, und es waren wunderbare und erholsame Tage für uns alle. Martin und Daniela haben Haus und Hund gehütet, Mama war während dieser Zeit in Eutingen bei Anton und Regina. Sie geht gern zu ihnen, dort kann sie alte Bekannte besuchen, Landsleute. Wir sind wirklich beruhigt weggefahren, und als wir wiederkamen, haben wir sie aufgeräumt und äußerst munter vorgefunden. Sie hat viele Besuche gemacht und vor allem viel in Erfahrung gebracht. Dorfklatsch pur, hochinteressant. Bald wieder will sie einige Tage in Eutingen verbringen. ES IST ALLES IN ORDNUNG. Zumindest was Mama betrifft.

Am 30. September mußten wir unseren Hund Pongo einschläfern lassen. Er war zwar abzusehen, daß er nicht mehr lange unser Kamerad sein würde, dennoch tut es sehr weh. Besonders Mama, die ja tagsüber viel Zeit mit ihm verbracht hat, trauert. Aber unser Tierarzt „heilt“ uns ganz schnell mit einem mißhandelten Welpen. Ricky kommt zu uns und „besetzt“ Pongos Platz im Haus und in unseren Herzen. Mama hat viel Freude an ihm, und der kleine Kerl tut ihr gut. Die Krankheit tritt immer mehr in den Hintergrund, wir verbannen (oder nur ich?) DIESES WORT aus unseren Gedanken.

Am 14. Dezember war Veronikas Geburtstag. Mama hat mich am Tag vorher noch darauf hingewiesen, sie hat in ihren Geburtstagskalender gesehen. Na bitte, Herr Doktor. Und hat sie nicht alle erkannt, die dort waren? Auch die, die sie lange nicht gesehen hatte? Sie hat sich prächtig amüsiert, sogar von sich aus mit der „Dauerwellenstory“ angefangen und sich noch frotzeln lassen von uns. Ob sie, frisch verschönt, auf Brautschau gegangen sei. Sie lacht über diesen Witz, und wir lachen alle mit.

Weihnachtssingstunde in Kieselbronn, eine Woche vor Heiligabend. Da bringen alle etwas mit (Plätzchen, Brote, Käsehäppchen). Nach der Singstunde sitzt man gemütlich beieinander, nascht hier und da an den mitgebrachten Leckereien, tauscht Rezepte aus, singt Weihnachtslieder und irgendwann, wenn die Stimmung so richtig schön sentimental wird, singen Waltraud und ich gemeinsam das „Kalenderlied“, begleitet von Willi am Flügel, und vielleicht noch „Schlaf wohl, du Himmelsknabe du“. Weihnachtsstimmung leuchtet in allen Augen und Mama verdrückt verstohlen ein paar Tränchen (sie muß immer weinen, wenn's besonders schön ist). Man sieht, sie fühlt sich wohl. Geht von einem zum anderen, sitzt mal hier, mal da, fragt nach Rezepten.
UND SIE ERKENNT JEDEN.

Gemeinsam Advent feiern, Vorweihnachtsfreude. Eine gewisse Sentimentalität, die aber einfach guttut. In jedem Alter. Später, beim Auseinandergehen, wünschen sich alle ein frohes Fest, schöne Weihnachtstage und freuen sich schon auf Silvester, wenn man sich beim traditionellen „Altjahrabendsingen“ in der Kirche wiedersieht. Mama fühlt sich sehr wohl in Kieselbronn und besonders beim Gesangverein.

Wieder einmal verdränge ich jeden Gedanken an das, was die Ärzte gesagt haben, in den hintersten Winkel meines Herzens. Es ist Advent und alles ist in Ordnung.

Wieder geht ein Jahr zu Ende

Weihnachten und Silvester 1991

Heiligabend feiert Mama in Mühlacker bei meinem Bruder Adolf und seiner Familie, am ersten Weihnachtsfeiertag wird sie wieder heimgebracht. Sie erzählt nicht viel, ist aber ansonsten wie immer. Nichts Auffallendes. Bis auf das Nachthemd, das sie dabei hatte. Es ist ordentlich zusammengelegt, ohne Knitterfalten, in ihrer Tasche. Fast sieht es so aus, als habe sie es nicht angehabt. Hat sie in den Kleidern geschlafen? Etwas greift nach meinem Herzen, klemmt mir die Luft ab. Aber, ich frage nichts. Ich will nichts fragen, und ich will keine Antwort. Nicht jetzt, es ist Weihnachten. Am zweiten Weihnachtstag besuchen wir Veronika und Walter, Mama ist guter Dinge, freut sich über die Weihnachtsgeschenke und schwärmt, wie jedes Jahr, von dem *schönen Baum, den der Wolfgang wieder geschmückt hat.* Die nächsten Tage kontrolliere ich unauffällig, und allmählich beruhige ich mich wieder. Sie geht jeden Abend im Nachthemd, nach einer ordentlichen Abendtoilette, ins Bett.

Am 30. Dezember fahren wir nach Tirol, bringen Raffael und drei seiner Freunde in eine Skihütte. Tags darauf müssen wir zurück, ich bin an der Reihe mit Dirigieren beim Silvestergottesdienst in Kieselbronn. Mama war zwei Tage in Eutingen bei Anton und Regina. Auf „Tratschtour“, wie Wolfgang das nennt. Wir holen sie dort ab zum Gottesdienst. Um nichts in der Welt würde sie den Altjahrabend-Gottesdienst in Kieselbronn versäumen wollen. Die Sängerkameraden und -kameradinnen treffen, die früheren Nachbarn, das alles ist für sie unendlich wichtig. Nach der Kirche wünscht man sich allerseits den üblichen „Guten Rutsch“ (nur nicht mit dem Auto). Händeschütteln, Lachen, Fröhlichkeit, auch besinnliche Momente. Jahresausklang. Dann endlich ist genug Glück gewünscht, genug Hände geschüttelt, und wir fahren nach Birkenfeld zu Veronika und Walter. Dort feiern wir gemeinsam Silvester, ruhig und gemütlich. Nach einem festlichen Essen spielen wir Skat, manchmal geht's richtig hoch her. Kontra, Re und so weiter. Mama sieht fern, kommt ab und zu an unseren Tisch, redet ein bißchen, schenkt sich ihr Glas voll und ist guter Dinge. Wie wir alle. Walter geht es einigermaßen gut an diesem Tag, die Stimmung ist harmonisch, wie immer eigentlich, wenn wir zusammen sind. Das neue Jahr beginnt mit Glockenläuten, guten Wünschen, perlendem Sekt und Tränen der Rührung, weil alles so schön ist. Wir beginnen das Jahr 1992 fröhlich, aber auch ein wenig nachdenklich. Was wird es uns bringen? Wird es Walter weiterhin wenigstens einigermaßen ordentlich gehen? Und Mama, wie wird alles werden?

Überall um uns herum knallt es, buntes Feuerwerk am Himmel, das Jahr 1992 wird gebührend und laut begrüßt. Ricky, unser Hund, ist ganz aufgeregt. Es ist das erste Silvester seines Lebens und der Krach macht ihm Angst. Mama ist nicht sehr interessiert an der „Knallerei", sie schimpft über *den Haufen Geld, der da in die Luft geht, und überall auf der Welt verhungern die Menschen. Wievielen Menschen könnte man mit dem Geld helfen.*
Welch ein Kommentar für jemand, der nichts mehr richtig mitbekommt, nicht wahr, Herr Doktor? Für mich jedenfalls hat das Jahr 1992 gut angefangen. Mama hat uns alle erkannt (warum sollte sie auch nicht), sie wußte genau, was gestern war und freut sich auf die Sternsinger.

FROHES UND GESUNDES NEUES JAHR, MAMA.

Ricky ist tot, und Oma ist schuld

Januar und Februar 1992

Die Hoffnung, es könne doch noch alles werden wie früher, erfüllte sich in den letzten Wochen nicht ganz, aber immerhin vergehen die Tage in ruhigem Gleichmaß, ohne Aufregung und ohne besondere Vorkommnisse. Raffaels achtzehnter Geburtstag steht an, und Mama wird zu seiner eifrigsten Mitstreiterin für die große Volljährigkeits-Party in der Garage (*Laß doch dem Bub seine Freud'*). Natürlich stecken die beiden dauernd die Köpfe zusammen. Wen wundert's, sie sind ja zwei Verbündete. Die Planung nimmt die gesamte Zeit der beiden ein, unsere Meinung ist überhaupt nicht gefragt. Es ist wie früher, als Raffael klein war. Allein Oma und Opa wußten, was gut ist für das Kind, sie haben ihn maßlos vergöttert, und diese Liebe beruhte stets auf Gegenseitigkeit. Als sein Opa über Nacht starb, war das für Raffael eine Katastrophe, vielleicht klammert er sich deshalb so an seine Oma. Er tut eigentlich alles für sie, und, das muß ich neidlos zugeben, er tut ihr unendlich gut. Also geben wir nach und genehmigen die Geburtstagsparty (was wir sowieso getan hätten, aber so ist Mama davon überzeugt, daß sie uns überredet hat). Außerdem ist ja auch der Führerschein zu feiern und natürlich das Auto, das von seinem Sparbuch und von den „Zuwendungen" zum Geburtstag gekauft wird.

Die Party wird ein voller (und sehr lauter) Erfolg, Mama sitzt stolz mitten unter all den jungen Leuten, lacht, erzählt Witze und Geschichten aus ihrer Jugend. Sie ist auch die erste, die mit dem neuen (gebrauchten) Auto mitfahren darf. Stolz wie ein Spanier sitzt sie neben ihrem Enkel und lobt ihn nachher in den höchsten Tönen. Noch nie ist jemand so umsichtig, so wunderbar Auto gefahren wie ihr Bub. Sie will künftig nur noch mit Raffael fahren.

Dann kommt der Rosenmontag. Ich bin beim Steuerberater, am Telefon ist ein heulender Raffael. „*Ricky ist tot.*" Viel mehr kommt im Moment nicht. Und dann: „*Oma ist schuld.*" Er sei kurz in die Stadt gefahren, um für Mamas Telefon etwas zu besorgen und hatte den Hund in seinem Zimmer, zwei Etagen unter Mamas Wohnung. Warum sie beide Stockwerke hinunterging, warum sie dann den Hund auf die Straße ließ, niemand weiß es, am allerwenigsten sie. Sie zuckt nur mit den Schultern.

Auf alle Fälle ist der Hund weggelaufen, direkt in ein Auto, und ist in Raffaels Armen verendet. Ein Drama. Mama weint auch, ist verzweifelt, weil sie einfach nicht mehr weiß, warum sie das getan hat. Sie versteht nicht, wir verstehen nicht. Angst kriecht in uns hoch. Angst, es könne doch etwas dran sein an dieser Diagnose.

Raffael heult sich die Augen aus, aber in all seiner Trauer bringt er es sogar noch fertig, seine Oma zu trösten. Obwohl Rickys Tod ihm fast das Herz bricht, macht er ihr keine Vorwürfe. Im Gegenteil. Und Mama? Ich sehe die Verzweiflung in ihrem Blick. Und ich weiß, diese Verzweiflung gilt nicht nur dem Hund.

Einige Wochen später kommt Pascha ins Haus, ein junger Dobermann-Schäferhund-Mischling, den keiner wollte, weil er keinen Stammbaum hat. Wir lieben ihn, auch wenn er dauernd ins Auto kotzt. Er ist ein drolliger kleiner Kerl mit viel zu großen Pfoten, was ihn richtig tolpatschig aussehen läßt. Nur Autofahren verträgt er nicht. Mama hängt an ihm, geht gerne mit mir zusammen mit dem Hund spazieren. Aber allein lassen wir sie nicht mit ihm. Nicht nach dem, was mit Ricky passiert ist.

Die Beerdigung von Frau Fink

März bis Mai 1992

Unser Leben verläuft im ruhigen Gleichmaß. Es könnte eigentlich alles so bleiben. Nur ganz hinten in meinem Kopf ist immer die Angst, es könnte die Ruhe vor dem Sturm sein. Wir üben viel, Schreiben, Lesen, Buchstabenpuzzle. Wir spielen regelrecht Schule. Am Nachmittag, wenn Raffael da ist, macht Mama besonders gut mit. Natürlich, ihre Worte, „der macht halt die schöneren Faxen". Sie löst ihre Aufgaben ganz prima und gerade weil das so ist, schreibe ich das auch auf. Ich frage sie aus nach alten Koch- und Backrezepten und sie gibt mir jedesmal eine einwandfreie Antwort.

Wir legen gemeinsam Wäsche zusammen. Nur manchmal sehe ich ihren Blick verstohlen auf mich gerichtet, abwartend, was ich tue. Wenn sie merkt, daß ich sie beobachte, kommt sie schnell mit sehr einleuchtenden Argumenten: *Das sind ja deine Handtücher, ich wollte nur sehen, wie du sie zusammenlegst. Jeder hat so seinen eigenen Stil.*
Ist ja auch so, oder?

Der Frühling löst den Winter ab, man kann endlich wieder hinaus spazierengehen. Ich nehme Mama oft mit nach Kieselbronn (sie hat sich immer wohlgefühlt dort). Während ich arbeite, ist sie gerne bei Annemarie und Berthold und kann sich auch noch ein wenig nützlich machen. Bei Annemarie gibt es immer was zu tun, jede Hand wird gebraucht. Und wenn es ein wenig langsamer geht, ist das auch nicht schlimm. Sie geht gern dorthin, besucht auch mal frühere Nachbarn auf ein Schwätzchen, Kieselbronn tut ihr gut. Ich versuche, sie so wenig wie möglich allein und sich selbst zu überlassen, integriere sie, so gut es geht, in meinen gesamten Tagesablauf, damit sie immer beschäftigt ist und vor allem Ansprache hat.

Warum sagt mir keiner, daß alles in Ordnung ist, daß Mama hundert Jahre alt werden kann? Daß alles, was passiert ist, ganz normale Alterserscheinungen sind. Ausrutscher, die schon mal vorkommen können.
Mama ist doch fit, sie ist fröhlich, hat viel Freude daran, sich herauszuputzen zum Ausgehen.
Und sie kann wieder allein zur Toilette gehen.

Ich will nicht, ich kann nicht zugeben, daß ich mich selbst belüge und dennoch ... nach diesen wunderschönen ruhigen Wochen trifft „es" mich um so heftiger. Nach wochenlanger erfolgreicher „Verdrängung" holt uns die Realität wieder ein. Frau Fink ist gestorben. Eine alte Eutingerin, die Bäckersfrau um die Ecke, für die sie nach dem Krieg genäht hat. Die immer freundliche, zuvorkommende Frau Fink. Man hat sich jahrzehntelang gut verstanden, sich ausgetauscht beim Broteinkaufen oder beim Schuheverkaufen. Natürlich will Mama zur Beerdigung gehen. Veronika bringt sie hin, der Friedhof in Eutingen ist nicht weit weg von Anton und Regina, Mama will nach der Beerdigung dorthin kommen. Abgeholt braucht sie nicht werden, meint sie, ein bißchen spazierengehen tue ihr gut, und es sei ja nicht weit.
Zwei Stunden später macht sich Veronika Sorgen, solange kann die Beerdigung doch nicht dauern. Anderseits, sie wird wohl viele Bekannte, ehemalige Kunden, getroffen haben, immerhin hat sie über dreißig Jahre in Eutingen gewohnt. Noch eine Weile beruhigt sich Veronika mit diesen Gedanken, dann wird ihr doch ein wenig bange. Sie fährt zum Friedhof. Niemand mehr da. Sie fährt das halbe Dorf ab, keine Resi auf der Straße zu sehen. Auch im Gasthaus, bei der Trauergesellschaft, weiß niemand, wo sie hingelaufen ist. Bei ihrer Schwester Steffi ist sie auch nicht. Wo suchen? Vielleicht ist sie ja inzwischen doch bei Anton und Regina eingetroffen? Diese Hoffnung erfüllt sich nicht. Aufregung herrscht im Dorfäckerweg, wo ist Mama? Eutingen ist groß und wenn man nicht

weiß, wo sie hingelaufen ist, ist guter Rat teuer. Dann, am Spätnachmittag, ein Anruf von Steffi. Mama ist bei ihr eingetroffen. Veronika holt sie dort ab. Sie macht vage Andeutungen, wo sie überall gewesen sei und verschanzt sich dahinter, daß sie einfach die Zeit vergessen habe. Und außerdem sei sie ja so lange nicht mehr in Eutingen gewesen, und so einiges habe sich inzwischen verändert. Es hört sich alles etwas verworren an, schließlich bleibt nur eine Erklärung. Sie, die eigentlich Eutingen kennen sollte wie ihre Westentasche, hat sich nicht mehr zurechtgefunden, sie ist im Dorf umhergeirrt und Gott sei Dank irgendwann doch bei ihrer Schwester Steffi gelandet.

MORBUS ALZHEIMER, unbarmherzig und erbarmungslos frißt sich dieser Name, diese fürchterliche Wortschöpfung, in meine Gedanken und läßt mich nicht mehr los. ES hat mich wieder eingeholt. Und es zwingt mich, ehrlich nachzudenken, denn ich muß demnächst ins Krankenhaus. Totaloperation. Es geht nicht mehr anders, ich bin fast ausgeblutet. Ich weiß das schon seit Monaten und drücke mich davor. Und zum erstenmal seit langem gestehe ich mir ein: Ich drücke mich nicht nur meinetwegen und weil ich Angst vor der Narkose habe (ich hatte einmal einen Herzstillstand durch eine Narkose). Ich drücke mich davor wegen Mama. *Wieso wegen Mama, mir ihr ist doch alles in Ordnung.* Höhnisch ist die Stimme in meinem Kopf und überhaupt nicht leise. Aber ich will das nicht hören. *Auch wenn in den vergangenen Monaten nichts besonderes vorgekommen ist. Was wäre, wenn sie zum Beispiel stürzt und ist alleine zuhause. Oder wenn sie dem Hund wieder die Tür aufmacht?* Dann ist es besser, ich bringe sie irgendwo in der Nähe in einem Altenheim unter. Auch wenn ich das nicht gern tue.
Ich rede mit ihr darüber, sage ihr, daß ich unbedingt operiert werden muß, und daß sie für die Zeit meines Klinikaufenthaltes und der Rekonvaleszenz vier Wochen auf „Urlaub" geht. Sie ist einverstanden.

An ihrem Geburtstag, am 20. Juni, erzählt sie meinem Bruder Adolf davon, er meint zunächst, sie könne doch wohl auch tagsüber alleine bleiben. Jetzt komme ich in Erklärungsnot. Wenn ich darauf bestehe, daß sie das nicht kann, strafe ich mich selbst Lügen, weil ich niemals zugeben würde, daß ich auch nur im entferntesten an die Richtigkeit dieser Diagnose glaube. Aber – ist es nicht so, daß ich einfach nur beruhigter wäre, wenn sie nicht allein in dem großen Haus wäre, denn Raffael geht in dieser Zeit mit seinen Freunden Andy und Stich in Urlaub. Und den ganzen Tag allein ist nichts für sie, die doch so gern unter Menschen ist. Ein schönes Argument für die boshafte Stimme in meinem Kopf und auch für meinen Bruder. Zwei Tage später ruft Adolf an. Er habe mit seiner Tochter Angelika gesprochen. Sie studiert in Heidelberg und hat Semesterferien. Angelika würde ihre Oma gerne für die Zeit meines Krankenhausaufenthaltes bei sich in Heidelberg aufnehmen. Ich sage den Urlaubsplatz im Altenheim ab und bin eigentlich sehr froh für sie, hat sie doch dadurch die Möglichkeit, einmal längere Zeit ihre Enkelin ganz für sich alleine zu haben. Auch Mama ist ganz begeistert und freut sich wie ein kleines Kind. Sie schmiedet schon Pläne, was sie mit Angelika alles in Heidelberg unternehmen könnte und was sie alles mitnehmen will. Ihre schönen Kleider natürlich, und Haare richten muß man auch noch vorher.

Zwei im Krankenhaus – und wieder dieses Wort

Juli und August 1992

Mein OP-Termin steht vor der Tür, morgen muß ich einrükken. So langsam frage ich mich, wann Mama abgeholt wird nach Heidelberg. Am frühen Sonntagnachmittag rufe ich meinen Bruder an, um schließlich zu erfahren, daß meine Nichte wegen einer Zahngeschichte ihr Versprechen leider nicht einlösen kann. Den Pflegeplatz habe ich abgesagt. Und nun? „Die nächste Blutung überleben Sie nicht", diesen Satz des Chefarztes der Gynäkologie im Klinikum Pforzheim in Ohren, fange ich an zu rechnen. Die nächste Blutung ist in spätestens einer Woche. Schön. Wahnsinnig viel Zeit, um eine Lösung zu finden. Die OP absagen? Ich heule gerade, als Veronika und Walter zum Kaffeetrinken kommen. Ausgerechnet Walter, der genug mit sich zu tun hat nach zwei Infarkten und einer Darmkrebsoperation, macht den Vorschlag, daß Mama den Tag über bei ihnen sein kann. Irgendwie, so trösten die beiden mich, werden wir das schon bewältigen.

Montag früh. Mama schläft noch, wir fahren ins Krankenhaus, dann wird Wolfgang sie zu Veronika und Walter bringen. Die Formalitäten sind schnell erledigt, wir warten im Flur nur noch auf die Zimmerzuweisung, als Veronika uns entgegenkommt. Sie hat soeben Walter notfallmäßig in die Innere eingeliefert. Über Nacht hat sich sein Zustand dramatisch verschlechtert, er braucht absolute Ruhe.

„Es gibt keine Probleme, nur Lösungen." Wie oft habe ich diesen Satz selber gesagt. Jetzt haben wir ein echtes Problem: Mama kann nicht allein bleiben, Wolfgang kann im Moment nicht zuhause bleiben, er hat einen Kongreß und außerdem seinen Urlaub für die Zeit nach meiner Entlassung eingereicht. Walter liegt schwerkrank in der Klinik und muß abgeschirmt werden, und Veronika will, was verständlich ist, jeden Tag ihren Mann besuchen.

Ich muß mit dem Arzt reden, muß die Operation verschieben. Aber der weigert sich, mich gehen zu lassen. Notfalls, meint er, wird er meine Mutter im Krankenhaus in der Neurologie aufnehmen. Das will ich aber auch nicht, da wäre sie fremd und verloren. Schließlich finden wir doch noch eine Lösung: Wolfgang soll Mama in der Frühe zu Veronika bringen, wenn Veronika zu Walter ins Krankenhaus fährt, nimmt sie Mama mit und setzt sie an mein Bett. Solange Veronika bei Walter ist, soll Mama dann bei mir sitzen bleiben (hoffentlich). Wir sprechen noch mal mit dem Chefarzt, sagen ihm, daß dies unsere einzige Möglichkeit ist, außer wir verschieben die Operation. Also wirklich die einzige Möglichkeit, denn verschieben geht nicht.

So vergeht der Montag. Mama sitzt brav bei mir, wir gehen im Park spazieren, trinken Kaffee, bis Veronika wiederkommt. Am nächsten Tag werde ich operiert. Wolfgang konnte sich doch noch für diesen Tag freimachen, und am Mittwoch bin ich ja dann sicher wieder soweit klar, dann kann ich auf sie achten, auch vom Bett aus. Es funktioniert. Trotz aller Skepsis von Ärzten und Pflegepersonal. Mama ist glücklich an meinem Bett, sie bleibt sitzen und rührt sich nicht. Auch dann nicht, wenn ich die Augen zu habe. Man könnte meinen, es genügt ihr, dazusitzen und zu sehen, daß ich noch lebe. So vergehen die Tage, Wolfgang kommt abends, dann gehen die beiden gemeinsam nach Hause.
Lieber Gott, ich danke dir. Dafür, daß du mich die Operation gut hast überstehen lassen und dafür, daß mit Mama alles so gut geklappt hat.
Am Donnerstag darf ich aufstehen, ich gebe mir alle Mühe, ganz schnell „gesund" zu werden, ich will heim. Freitag früh fange ich an, nach dem Entlassungstag zu fragen. Am liebsten

wäre mir Samstag, aber das ist wohl doch Illusion. Gegen alle Vernunft, und nur, weil wir dem Chefarzt versichern, daß Wolfgang seinen Jahresurlaub genommen hat, darf ich weniger als eine Woche nach der Operation nach Hause.

Wir haben von einem Neurologen erfahren, der sich angeblich viel mit Demenzerkrankungen beschäftigt. Noch hat Wolfgang Urlaub, meine Genesung schreitet fort, also vereinbaren wir einen Termin. Es kann ja nicht schaden, noch eine weitere Meinung zu hören. Ausführliche Untersuchungen, Tests, dann die niederschmetternde Beurteilung:
„Zu Ort und Zeit sowie teils zur Person desorientiert, verlangsamt, deutlich auffassungserschwert, leicht erschöpfbar, im Gespräch jedoch freundlich zugewandt. Zusammenfassend halte ich den dementiven Abbau aufgrund der schnellen Progredienz, der Umfassendheit dieses Abbaus mit Verlust von auch eingefahrenen und festgelegten Planungs- und Handlungsmustern bedingt durch eine Alzheimer'sche Krankheit." Und so weiter. Schon wieder dieses Wort. Und schon wieder die Aussichtslosigkeit klar zum Ausdruck gebracht:
„Ich würde keine weiteren diagnostischen Schritte für notwendig halten. Ich habe mit der Tochter der Patientin auch in dieser Richtung gesprochen."

Er hat. Aber die „Tochter der Patientin" will das nicht hören. *Und sie will ihm nicht glauben.* Erneut lassen wir neurologische Untersuchungen machen, erneut hoffen wir (hoffe ich) auf eine einfache, begreifbare Erklärung. Nach der Untersuchung rät mir der Neurologe noch einmal dringend, mich bald nach einem Pflegeplatz in einem Heim umzusehen. Die Unterbringung zuhause würde nur noch für kurze Zeit möglich sein, Mama würde allmählich orientierungslos werden, mit den täglichen Verrichtungen nicht mehr zurechtkommen. Bald würde sie niemand mehr erkennen und auch nicht mehr wissen, wer sie ist. Ein Körper ohne Identität. Und man kann nichts dage-

gen tun. Gar nichts!? – Nein, nicht mit mir, ich akzeptiere das nicht. Wenn keiner etwas tun will, wir werden nicht tatenlos zusehen. Wir werden sie nicht in eine Ecke setzen und geduldig warten, bis sie nichts mehr weiß von sich und von uns und von dem, was bisher ihr Leben war.
Wir werden etwas tun.

Zunächst einmal werden wir uns intensiv um Informationen und um noch mehr Fachliteratur über diesen „Morbus Alzheimer" bemühen, der uns weisgemacht werden will. Alles, was je darüber geschrieben wurde, werden wir lesen (oder zumindest Wolfgang wird es lesen). Und dann werden wir feststellen, daß unsere Mutter nicht in dieses Krankheitsbild paßt. Ganz hinten in meinem Kopf wieder diese boshafte Stimme, die mir immer wieder einflüstert: *Stell dich der Realität*. Und doch immer wieder zum Schweigen gebracht wird mit dem winzigen Rest Hoffnung, daß alles wieder gut wird. Daß es irgend ein Mittel gibt gegen die „Vergeßlichkeit". Ich begreife das alles nicht, und ich versuche, gegen den Zorn anzukämpfen, der in mir ist. *Warum sie?*

Die Buchhandlung hat sich sicherlich gefreut. Wir haben uns einen ganzen Stapel Bücher angeschafft über das Thema „Demenzerkrankungen", ich werde fast euphorisch in der Hoffnung, darin etwas zu finden, was Mama hilft. Die Stimme in meinem Kopf ist ganz eifrig: *Namhafte Autoren, alles Universitätsprofessoren. Die wissen doch weitaus mehr, als ein niedergelassener Arzt, haben mehr Erfahrung, verfügen über klinische Studien.* Wir lesen und lesen. Aufmerksam und interessiert. Wir diskutieren darüber. Lange und ausführlich. Was ich fachlich nicht verstehe, erklärt mir Wolfgang. Er erklärt mir jedes kleinste Detail, aber Hoffnung macht er mir nicht. Er sagt nicht, das trifft auf Mama nicht zu. Darüber schweigt er sich aus. Und ich kenne Wolfgangs Schweigen.
Eines mit Sicherheit habe ich aus all diesen Büchern gelernt.

Sie sind reine Theorie für alle Patienten, die nicht das Glück haben, auf einen dieser Professoren zu treffen, die sich mit dieser Krankheit beschäftigen und an ihren Universitäten Studien durchführen.

Das klingt alles so wunderbar:

- unbedingt Ausschlußdiagnosen erstellen
- Nicht alles, was so aussieht, ist eine Demenzerkrankung vom Typ Alzheimer. Bevor man sich entschließt zu dieser Diagnose und den Konsequenzen darauf (keine weiteren Maßnahmen), muß unbedingt durch diese und diese und jene und jene Untersuchung ausgeschlossen werden, daß eine behandelbare Form einer Demenzerkrankung vorliegt.

Wunderschön hört sich das an, viel zu schön. Denn unsere Realität sieht anders aus.

Unsere Realität heißt:
„Ich halte keine weiteren therapeutischen Maßnahmen für notwendig."
Unsere Realität heißt:
„Suchen Sie beizeiten einen Platz in einem Pflegeheim, diese Pflege ist bald nicht mehr zuhause durchführbar."

Also keine Hilfe von den vielen, vielen Büchern.

Pflegeheim?

September bis November 1992

Allmählich begreife ich, daß ich aufhören muß, mir etwas vorzumachen. Ich muß mich dem Gedanken stellen, daß die Ärzte recht haben. Auch wenn ich das nicht will.

Das mit dem Pflegeheim haben wir im Familienrat geklärt. Wolfgang hat sich alle Einrichtungen in unserer Umgebung angesehen und ist zu dem Schluß gekommen, daß er seine Schwiegermutter in keines dieser Pflegeheime bringen werde. Raffael hat sowieso gleich beschlossen: *„Oma bleibt bei uns, wir geben sie nicht weg."* Er wirkt in diesem Moment unendlich erwachsen, als er mit einem klaren *„Ja"* antwortet auf den Einwand seines Vaters: *„Du weißt, was das bedeutet?"* Ja, ich glaube, er weiß es. Er weiß, daß wir alle drei gefordert sein werden. Hilfe von außen ist nicht zu erwarten. Schön, wenn eine Familie so zusammenhält. Ich bin so froh, Mama, daß du so einen patenten Schwiegersohn hast und so einen tollen Enkel. Die beiden lieben dich wirklich sehr.

Der nächste Schritt muß getan werden. Selbsthilfegruppen. Für alles gibt es Selbsthilfegruppen, dann wird es wohl auch welche geben für Alzheimer-Patienten. Ich werde also bei der Krankenkasse vorstellig, denn dort sollte wohl bekannt sein, wohin man sich wenden kann. Schulterzucken, es liegt keinerlei Information vor. Auch beim behandelnden Neurologen nicht. Wozu auch sollte es hier Selbsthilfegruppen geben? Für eine Krankheit, bei der es keine Hilfe gibt. Eigentlich logisch. Aber nicht einzusehen. Für uns nicht einzusehen. Letztendlich jedoch bleibt uns nur eines: uns selbst zu helfen. Selbst wenn die Ärzte recht haben, wir werden nicht tatenlos zusehen. Wir kämpfen, auch wenn uns keiner zur Seite steht.

Konsequent trainieren wir das Gedächtnis, bauen unser „Lernprogramm“ aus. Auch wenn der Arzt nur ein mildes Lächeln hat für unsere Theorie, daß doch wenigstens der Teil des Gehirns, der noch nicht geschädigt ist, andere Funktionen übernehmen kann. Ähnlich wie beim Unfallopfer. Schließlich hat das mit der Toilette ja auch wieder geklappt. „Rock hoch, Hose runter“. Es geht doch wieder, und es geht inzwischen seit mehr als einem Jahr gut.

Wir werden kämpfen, bis auch der letzte Teil des Gehirns durch diese Krankheit zerstört ist. Oder, bis wir beweisen können, daß die Ärzte sich irren. Daß alles wieder „funktioniert“. Meine Gefühle fahren ständig Fahrstuhl, die beiden Stimmen in meinem Kopf kämpfen mehr und mehr miteinander. *Es wird alles gut, die Ärzte täuschen sich, sie hat bisher nur noch nicht das richtige Medikament bekommen,* sagt die eine Stimme. *Wach auf,* blökt die andere, *hör auf zu träumen, schau den Tatsachen ins Auge.* Und diese Stimme läßt sich nicht mehr so oft zum Schweigen bringen.

Tief in meinem Inneren bin ich zwar bereit, wenigstens die Möglichkeit einzuräumen, daß die Diagnose stimmt. Was ich nicht konsolidieren werde ist die Aussichtslosigkeit, die Tatenlosigkeit. Resignation war noch nie meine Sache. Weder für mich noch für andere. Es gibt immer einen Weg. Man muß ihn nur finden. Es geht alles, wenn man nur will. Und ich will, wir wollen. Damit ist der erste Schritt getan.

Der zweite Schritt ist nicht ganz so einfach zu gehen. Wir müssen ihr die Wahrheit sagen. Sie muß mitkämpfen, muß wissen, wogegen sie kämpft. Und außerdem hat sie ein Recht auf die Wahrheit. Zumindest darauf, daß wir ihr diese Verdachtsdiagnose (und mehr ist es im Moment trotz aller Ratio immer noch nicht für mich) mitteilen. Es geht schließlich um ihre Zukunft, um ihr Leben und oft genug hat sie die Frage ja auch

schon gestellt in den vergangenen Monaten:
„Was ist los mit mir, warum vergesse ich manchmal die einfachsten Dinge?"

Sie hat ein Recht auf eine ehrliche Antwort.

Behutsam und mit all dem Optimismus, den wir selbst haben (wollen), klären wir sie auf und sagen ihr auch ganz klar, daß aus unserer Sicht nur unermüdliches Training den Fortgang der Krankheit verzögern wird, *wenn* die Diagnose stimmt.

Es ist ein Schock für sie, sie sitzt da und starrt mich an, als ob ich von einem anderen Stern wäre. Dann fängt sie an zu heulen, hemmungslos und laut. Wir halten uns alle miteinander und aneinander fest, weinen gemeinsam.

Nach den Tränen der Wut, der Verzweiflung lächelt sie uns an. Sie weiß, daß sie uns glauben darf, daß wir sie nicht im Stich lassen. Sie weiß, daß wir mit ihr gemeinsam jeden noch so schweren Weg gehen werden. Daß wir sie an der Hand nehmen und führen, so wie sie es einmal getan hat, als wir Kinder waren und auf ihre Hilfe angewiesen waren. Sie weiß, daß wir für sie da sind. So wie sie immer für uns da war. Und das gibt ihr offensichtlich die Kraft mitzukämpfen. Sie und wir gegen den Rest der Welt. Gegen alle uns gepredigte Vernunft. Wir ganz allein.

Wenn die Diagnose stimmt.

Raffael verbringt den Abend mit seiner Oma. Wie immer in kritischen Situationen versucht er, sie aufzuheitern, und nach einer Weile höre ich die beiden lachen. Immer wieder. Wie sehr muß er seine Oma lieben, daß er das für sie tut!

Am nächsten Morgen ist ihr die Unsicherheit anzumerken, aber sie stellt keine weiteren Fragen. Ich kann die Meinung der Fachärzte nicht teilen, daß sie selbst nichts von der Veränderung, die mit ihr geschieht, mitbekommt. Hätte sie sonst gefragt? Wäre sie sonst so verzweifelt gewesen, als wir ihr gesagt haben, was sie möglicherweise hat?

Sie bemüht sich, alles richtig zu machen bei der Morgentoilette und wird dadurch erst recht unsicher. In mir ist in diesem Moment so viel Wut, so viel Hilflosigkeit. Ich möchte ihr so gerne helfen, ihr etwas Tröstliches sagen, aber ich bringe kein Wort über die Lippen. Wenn du wüßtest, Mama, wie weh das tut, dich so zu sehen. Es wird ein schweigsamer Morgen, aber mittags ist alles wieder gut. Raffael ist wieder da und Mama strahlt.

Unser Tagesablauf wird neu geregelt, damit sie stets eingebunden ist in das alltägliche Geschehen. Wir beschäftigen sie, so gut es geht, das gibt ihr Auftrieb. Auch die Sache mit der Toilette (Rock hoch, Hose runter) funktioniert immer noch weiter. Ich schöpfe wieder neue Hoffnung. Wie schon so oft und dennoch ... jeden Morgen ist es da, dieses Angstgefühl, das sich meistens nicht mehr ganz beruhigen läßt. Auch wenn nichts weiter passiert.

Manchmal schaut mich Mama so merkwürdig an. Aber sie sagt nichts. Ich sage besser auch nichts.

Der Herrgott ist krank

Dezember 1992

Wie jedes Jahr, so ist auch jetzt die Adventszeit vollgepackt mit Vorbereitungen. Wir genießen die weihnachtliche Stimmung in den Straßen, vor den Häusern, die vielen Lichter und freuen uns am Zauber der Vorweihnachtszeit.

Anfang Dezember erreicht uns die Nachricht, daß Onkel Fritz auf der Straße zusammengebrochen ist und bewußtlos, nach einem Schlaganfall, ins Krankenhaus eingeliefert wurde. Mama ist voll Anteilnahme, vor allem für ihre Schwester Steffi. Wir holen Steffi sofort zu uns, damit sie nicht alleine ist. Außerdem war sie schon immer gern bei uns, auch wenn sie sich stets bei ihrem Mann Fritz davon schwindeln mußte. Meist mit dem Argument, sie müsse auf ihre Schwester Resi aufpassen.

Mama empfängt ihre Schwester mit offenen Armen, tröstet sie und sagt ihr nach jedem zweiten Satz, sie brauche sich überhaupt keine Sorgen zu machen, sie wisse doch, daß wir uns um alles kümmern. Und jetzt solle sie erst mal eine Weile bei uns bleiben. Richtig goldig ist sie in ihren Bemühungen um ihre jüngste Schwester.
An diesen Abend werde ich mich immer erinnern und auch wenn ich nicht mehr jede Kleinigkeit zu Papier bringe, diese kleine Geschichte ist es wert, aufgeschrieben zu werden, ist es wert, niemals in Vergessenheit zu geraten:

Nach einem gemütlichen gemeinsamen Abendessen sitzen wir noch lange beieinander, Mama schäumt fast über vor Aktivität, bemuttert ihre Schwester regelrecht und versichert ihr mehrmals, sie könne bleiben, so lange sie wolle. Jetzt hätten sie endlich mal richtig Zeit zum Reden, und bei uns sei es ja eh viel lustiger, als bei ihr daheim.

Allmählich wird es spät. Wir bitten Raffael, das zweite Bett in Mamas Schlafzimmer frisch zu beziehen. Er geht mit den beiden nach oben und bleibt eine Ewigkeit. Sicher macht er wieder „die schöneren Faxen". Oder Steffi hat ihm noch eine Zigarette abgeluchst. Weit gefehlt. Er erzählt uns, was so lange Zeit gedauert hat.
Er habe den Fernseher angemacht (wegen des alten Films, den Mama sehen wollte) und sei ins Schlafzimmer gegangen, Mama hinterher. „Was machst du da?" will sie wissen. Raffael: „Das Bett frisch beziehen, du hast doch deine Schwester zu dir eingeladen.". Darauf Mama: „Die kann hier nicht schlafen, da liegt schon der Herrgott drin, der ist nämlich krank, der hat sich den Arm gebrochen." Raffael hebt die Bettdecke und sieht das große Kruzifix. Tatsächlich, der „Herrgott" hat sich den Arm gebrochen. Er liegt auf dem Kopfkissen und Mama deckt ihn schnell wieder zu. Zunächst müssen wir natürlich lachen, so drollig klingt das „der Herrgott ist krank". Oder sollten wir weinen? Ich weiß es nicht, aber der Kloß im Magen wird groß und größer. Was denn nun Sache sei, fragen wir. Raffael grinst und erzählt, daß er die Oma davon überzeugen konnte, den Herrgott auf die Couch zu legen, damit er dort gesund werden könne. Sie sei zuerst zwar nicht einverstanden gewesen, schließlich könne Steffi ja auch auf der Couch schlafen, aber Raffael konnte sie schließlich doch dazu bewegen zuzustimmen. Sein Argument war hervorragend: er hat ihr gesagt, dem Opa wäre es sicher nicht recht, wenn ein anderer Mann in seinem Bett liegen würde und möglicherweise könne er das ja sehen, wenn er vom Himmel herunterschaut. Das half. Der Herrgott durfte umziehen auf die Couch.
Wenn ich mit den beiden spazierengehe, wird Wolfgang ihn kleben. Damit Steffi nicht doch noch auf der Couch schlafen muß, weil der Herrgott dort nicht gesund wird.
Steffi ist nun also bei uns, vielmehr bei Mama oben in der Wohnung, und Mama blüht regelrecht auf. Sie hat ständig Gesellschaft um sich, es gibt auch was zu tun, nämlich täglich ins Krankenhaus zu gehen. Natürlich geht sie immer mit, wenn wir Fritz besuchen. Und manchmal gehen wir danach noch

bummeln oder auf den Weihnachtsmarkt. Ein Glühwein, eine Bratwurst, in jedem Fall Lebensfreude. Auch die Sache mit dem Herrgott ist gut ausgegangen. Er ist auch auf der Couch wieder gesund geworden und Steffi darf weiter im Schlafzimmer bleiben.

Mehr als zwei Jahre sind vergangen seit jener ersten „Verdachts"-Diagnose. Und sie erkennt uns immer noch, sie ist interessiert an allem, was passiert. Sie geht immer noch mit Begeisterung singen und erkennt immer noch ihre UFA-Lieblingsstars, wenn im Fernsehen ein alter Film kommt. Solange das so ist, werde ich mich weigern, an DIESES WORT auch nur einen Gedanken zu verschwenden.

Heiligabend

Den frühen Nachmittag verbringen wir im Krankenhaus bei Fritz. Er liegt bewegungslos und teilnahmslos im Bett, die Ärzte sagen, es wird wohl so bleiben. Wir singen ganz leise Weihnachtslieder, aber er reagiert nicht. Zumindest nicht sichtbar. Was ins Unterbewußtsein dringt, bleibt uns verborgen, aber ich bin überzeugt davon, daß er zumindest unsere Anwesenheit wahrnimmt. Die Heimfahrt durch die weihnachtlich geschmückten Straßen ist schön. „Allüberall auf den Tannenspitzen sah ich goldene Lichtlein blitzen, und droben aus dem Himmelstor sah mit großen Augen das Christkind hervor" – der Kindervers geht mir nicht aus dem Kopf, und ich kann es kaum erwarten, zuhause unsere Lichtlein anzuzünden.

„Fröhliche Weihnachten". Nach der Bescherung sitzen wir gemütlich am Tisch, essen, wie Steffi so schön sagt, „etwas Feines" und trinken zur Feier des Tages etwas ebenso Feines. Mama und Steffi schwelgen in alten Erinnerungen, tauschen Erlebnisse aus Kinder- und Jugendtagen aus und lassen uns teilhaben an einer Vergangenheit, die sie beide gemeinsam geteilt haben. Es wird spät an diesem Heiligabend, die beiden erzählen unheimlich spannende Geschichten aus der Zeit, als ihr Vater, mein Opa Stefan, in Jugoslawien Königlicher

Baumeister war und in Beograd das Marmorpalais für König Alexander baute. Besonders Raffael kann gar nicht genug hören von diesen Geschichten, er ist fasziniert. Sein Urgroßvater ein „Königlicher Baumeister". So verbringen wir die Weihnachtstage zwischen hier und Krankenhaus mit dem Erzählen, wie's früher war. Manchmal möchte ich die Zeit anhalten. Ganz tief in meinem Herzen weiß ich natürlich, warum. Trotz aller Harmonie, trotz aller Lebensfreude, die sie ausstrahlt, fühle ich manchmal dieses Damoklesschwert über uns:
DIESES WORT.

Jahreswechsel 1992/1993
Ruhig und friedlich beginnt das neue Jahr. Was es uns wohl bringen mag? Meine Wünsche für das neue Jahr sind bescheiden: Gesundheit für meine Familie, für alle, die wir lieben, die uns nahestehen. Und Frieden, soweit dies überhaupt möglich ist. Alles Wünsche, die nichts kosten. Aber auch alles Wünsche, die man mit keinem Geld der Welt kaufen kann. Von Mamas Dachterrasse aus hat man einen herrlichen Blick, weit übers Land. Das Silvesterfeuerwerk präsentiert sich uns in grandiosen Farben, Fontänen gehen bis zum Himmel. Ja, ich möchte, daß die Zeit stillsteht, daß es noch lange so bleibt, wie es ist. Ich möchte vergessen können, was die Ärzte gesagt haben. Ich möchte, daß Mama ihren Lebensabend genießen kann. Ist das so viel verlangt? Sie hat doch wahrlich genug Sorgen gehabt im Leben. Und sie ist noch relativ jung. Dreiundsiebzig ist doch noch kein Alter, da kann das Leben doch noch so einiges bieten.

Lebensabend – schön klingt es, dieses Wort. Abend hat so etwas Heimeliges. Dämmerung – Dunkelheit.
Bedeutet für sie der Lebensabend den Weg in die Dunkelheit?

Ich will das nicht, und Gott kann das doch auch nicht wollen. Ich will, daß jeder Tag für sie ein schöner Tag ist, daß sie noch etwas unternehmen kann. Singen gehen kann, wieder bei Festen aktiv mitwirken kann.

„Vater unser im Himmel ... Dein Wille geschehe ...“

Bitte, lieber Gott, ich will es doch nicht für mich, ich will es doch für sie. Sie könnte doch noch so viel vor sich haben.
Laß doch mein Wollen auch „Dein Wille“ sein.

Manchmal ist so unendlich viel Zorn in mir, Zorn auf diese Krankheit, Zorn auf alle, die Mama deshalb meiden, nicht mehr ernst nehmen. Zorn auf die Ärzteschaft, die Forschung, weil es keine wirksame Behandlung gegen diese Krankheit gibt. Zorn auch auf mich, weil ich nicht akzeptieren will und kann. Zorn und Wut. Und unendliche Verzweiflung.

1993 – was erwartet uns in diesem Jahr, das gerade einmal eine Stunde alt ist. Dieses Jahr 1993 hat also noch achttausendsiebenhundertsechzig Stunden Gelegenheit, etwas geschehen zu lassen. Mir graut vor der Stunde, in der es mich aus meinen Illusionen reißt. Möge diese Stunde nie kommen. Mögen wir in einem Jahr hier stehen und lächeln über die Sorgen, die wir uns gemacht haben. Weil sie unnötig waren, weil Mama wieder ganz fit ist.
Langsam wird es ruhig, nur noch vereinzelt sieht man Feuerwerkskörper in die Luft steigen. Die Nacht wird still. Still wird es auch bei uns, Mama und Steffi sind schlafen gegangen. Wir beide, Wolfgang und ich, stehen auf dem Balkon und halten uns an den Händen. Stumm. Jeder mit seinen eigenen Gedanken beschäftigt. Und doch sind es die gleichen Gedanken. Wie geht das alles weiter?

Sicher, für uns wäre es eine schwere Last, wenn die Ärzte recht hätten. Aber wie mag es dann für Mama aussehen? Sie, die manchmal so traurig ist, wenn sie merkt, daß sie die einfachsten

Dinge nicht mehr kann. Was geht wohl in solchen Momenten in ihr vor? Ich versuche immer wieder, mich in sie hineinzudenken, aber es gelingt mir nicht. Weil ich mir nicht vorstellen kann, daß es überhaupt möglich ist, die Menschen, die man ein Leben lang geliebt hat, nicht mehr zu erkennen. Dinge, die man ein Leben lang getan hat, nicht mehr zu können. Einfach so. Und, so sagen die Ärzte, dies kann von einem Moment auf den anderen der Fall sein. Daß sie uns anschaut und fragt, wer wir sind. In einer dieser achttausenddreihundertsechzig Stunden im Jahr 1993. Und sie würde es nicht einmal merken.

Nein, zumindest für Mama trifft es nicht zu, daß „diese Patienten“ nichts von ihrem Verfall mitbekommen. Wie oft sehe ich den Schmerz in ihren Augen. Jedesmal, wenn irgend etwas schiefläuft. Und die bange unausgesprochene Frage „*Habt ihr mich auch dann noch lieb, wenn ich gar nichts mehr kann, gar nichts mehr weiß? Was ist, wenn ihr mich waschen, vielleicht sogar trockenlegen müßt. Wenn ich in die Hose oder ins Bett mache?*“

Keine Angst, Mama, wir werden dich immer liebhaben und immer für dich da sein. Auch wenn du ins Bett machst oder kleckerst oder sonst was tust.

Abschied von Onkel Fritz

Januar 1993

Es fing alles so schön an. Selten habe ich Mama so quicklebendig erlebt in den letzten Monaten wie in den vergangenen Tagen, so voller Lebensfreude. Steffi und sie haben sich unendlich viel zu erzählen und fast jeder Satz beginnt mit „Weißt du noch...?"
Mama hat Steffis „Mode", nach dem Essen einen Kaffee und einen Cognac zu nehmen, mit Begeisterung übernommen, „es täte ihrem Magen so richtig gut".
Wir waren täglich im Krankenhaus. Immer dasselbe Bild. Fritz liegt regungslos mit geschlossenen Augen da. Steffi sitzt ohne jede Emotion an seinem Bett und schaut ihn nur stumm an. Man sieht, daß der lange Kampf, den die beiden in ihrer Ehe immer hatten (sie waren einfach zu verschieden) in ihr arbeitet. Mama sitzt dabei und unterhält sich mit den Mitpatienten, bald kennt jeder unsere Familiengeschichte. In diesen Tagen merkt man ihr absolut gar nichts von ihrer (angeblichen) Krankheit an. Wieder wächst die Hoffnung in meinem Herzen, aber der Kopf argumentiert inzwischen schon sofort dagegen.

In der zweiten Januarwoche eröffnet uns das Krankenhaus, Fritz sei „austherapiert", eine Besserung sei nicht zu erwarten, er werde im Koma „hinüberdämmern". Die Sozialstation schlägt einen Heimplatz vor. Und nun? Steffi zuckt nur mit den Schultern. Sie kann ihn zumindest nicht bei sich zuhause versorgen. Wieder einmal berät der „Familienrat" und beschließt, zunächst einmal mit Heiner zu reden. Heiner Morlok – unser immer verläßlicher Hausarzt, unser Freund. Ich weiß, daß meine beiden Männer der Ansicht sind, wir sollten Fritz zu uns nehmen und in Würde sterben lassen. Aber, wie um alles in der Welt soll das funktionieren? Wolfgang hat nach mehreren

Bandscheibenvorfällen eine derart instabile Wirbelsäule, daß er gar nichts heben darf. Ich bin nach meiner Unterleib-OP auch nicht grade in der Lage, einen vollkommen bewegungsunfähigen Patienten ständig umzubetten. Und Tante Steffi? Sie würde uns keine allzu große Hilfe sein. Also was tun? An sich (so tönt meine innere Stimme) war er nie ein so besonders lieber Onkel, wir waren immer nur die „Flüchtlinge", die „Fremden". Und jetzt sollen wir uns für ihn querlegen? Steffi äußert sich gar nicht, sie schweigt eine Weile und meint dann, es sei allein unsere Sache. Ich weiß, was in ihr vorgeht. Wie oft hatte sie sich zu uns geflüchtet, wenn sie miteinander gestritten hatten. Wir verstehen uns stumm und im Grunde genommen ist in mir derselbe Kampf. Aber ist es an uns zu richten? Er ist so hilflos und sein Weg hier auf dieser Welt geht zu Ende. Ist es nicht Christenpflicht, ihn diesen letzten Weg in Würde und geborgen gehen zu lassen?

Wir entscheiden uns für den Weg der Nächstenliebe. Als erstes lassen wir uns einen Berater vom DRK kommen, wegen des Krankenbettes. Heiner verordnet ein Luftdrehbett, das den Patienten automatisch immer wieder in eine andere Lage bringt, um das Aufliegen zu vermeiden. Leider nützt uns die Verordnung wenig, denn die Krankenkasse meint, sie brauche cirka vier Wochen zur Prüfung und wir müssen Fritz in zwei Tagen aus dem Krankenhaus holen. Ich versuche das dem Sachbearbeiter klar zu machen, doch er meint lakonisch, dann solle das Krankenhaus ihn eben noch so lange behalten, bis das Genehmigungsverfahren abgeschlossen sei. Ich fasse es nicht. Das wird die zwanzigfachen Kosten verursachen, was aber den Sachbearbeiter weder beeindruckt noch seine Entscheidung beschleunigt. Also beschließt der Familienrat (diesmal einschließlich Steffi), ein solches Bett zu kaufen (kostet ja „nur" um die sechstausendfünfhundert DM).
Das Sanitätshaus kann in zwei Tagen liefern, das Krankenbett steht auch bereit. Steffi reagiert überaus heftig, als Fritz ge-

bracht wird und wendet sich ab. Mama sagt nur *„Schau, wie er ruhig daliegt, und sagen tut er auch nichts mehr."* Dann gehen die beiden ins Wohnzimmer und sehen sich Fotoalben an, so als ob nichts gewesen sei und Fritz überhaupt nicht da wäre. Ab und zu ein Blick in Richtung Krankenbett, ansonsten keine Reaktion.

Die Schwester von der Diakonie-Station weist uns in die Pflege ein. Sie kommt die ersten Tage jeden Morgen, das ist sehr hilfreich, denn Wolfgang ist tagsüber nicht da und ich allein kann ihn nicht waschen, rasieren und frisch anziehen. Er reagiert nicht, weder auf Worte noch auf Berührungen, keine Regung, keine Mimik, nichts. Sie sind gut für uns, diese letzten Tage mit dem Sterbenden. Nachdenken, verarbeiten, vergeben. Immer flacher werden die Atemzüge, das Leben schwindet immer mehr. Oh, Onkel Fritz, ausgerechnet wir, Steffis Verwandtschaft, die du eigentlich nie so sehr mochtest, begleiten dich jetzt auf diesem letzten Weg, versorgen dich, reden mit dir, beten mit dir. Wir wissen nicht, was das Leben dir beschert hat, was dich so werden ließ, nicht einmal Steffi weiß das. In diesen letzten Tagen ist nur noch Erbarmen. Versuche auch du, deinen Frieden zu finden. Wir beten für dich, mehr können wir nicht tun, aber das ist meine ich eine ganze Menge.

Der Tod ist gnädig, am 21. Januar 1993 beendet er still, nach einem kurzen Kampf, sein Leiden und nimmt ihn mit sich. Unser Bruno hat ihn mit dem Sterbesegen versehen, möge der Weg ins Licht ihm leicht fallen, wir haben dafür gebetet.

Wolfgang sagt immer noch nichts

Februar und März 1993

Die Beisetzungsformalitäten haben Steffis früheren Organisationsgeist geweckt, fast hätte man sagen können „sie ist in ihrem Element". Es mußte eine Todesanzeige aufgegeben werden, sie selbst brauchte neue Garderobe, dann Friseur, und so weiter. Die Beisetzung fand in Eutingen statt, Bruno hat ihn beerdigt und hat das wunderschön gemacht.

Nun ist Tante Steffi also ganz bei uns. Und Mama versichert ihr, daß sie natürlich bei uns gut aufgehoben sei. Sie ist ganz die ältere Schwester, die sagt, wie es gemacht wird. Nachdem das Krankenbett wieder abgeholt ist, alle Kondolenzkarten gelesen und die letzten auswärtigen Verwandten wieder abgefahren sind, kehrt Ruhe ein. Und die beiden nehmen ihren gewohnten Rhythmus wieder auf: Lange schlafen, gemütlich frühstücken, erzählen, fernsehen, Mittagessen (mit Kaffee und Cognac), ein „süßes Stückchen" am Nachmittag (nach der Mittagsruhe) und ein gemütlicher Abend, möglichst mit einem guten Glas Wein.

Ich erzähle Wolfgang jeden Abend von den Aktivitäten der beiden, natürlich nicht, ohne im Brustton der Überzeugung jedesmal zu betonen, daß es Mama viel besser gehe und diese blöde Diagnose wohl doch ein Irrtum war. Sonst würde es ihr ja nicht wieder besser gehen. Ich ignoriere Wolfgangs Blick. Er sagt nichts, aber sein Gesicht spricht Bände. Wie immer, wenn sie Wolfgang hört, kommt Mama zu uns herunter. Sie erzählt ihm von ihrem Tag und fragt ihn, wie sein Tag war. Alles ganz normal. Und sie regt sich, wie immer, über ihre Schwester auf, die sich eine Zigarette anzündet. „Mußt du unbedingt rauchen?" Und, mit Blick auf Wolfgang und mich „und ihr unterstützt das auch noch." Dann, zum soundsovielten Male, hören wir uns ihren Vortrag an über die Unart zu rauchen und daß wir lieber einen Cognac trinken sollten statt dessen. Das hört sich alles so normal, so natürlich an, weder verwirrt noch orientierungslos.

Wolfgang sieht den Triumph in meinem Blick und schüttelt leise den Kopf. Ich weiß, was er mir sagen will, aber ich *will es nicht hören.* Auch dann nicht, wenn die Stimme in meinem Kopf höhnisch sagt: *„Mach dir nichts vor"*. Diese Stimme, die inzwischen mit mir aufsteht und mit mir schlafengeht, die mich tagsüber begleitet und keine Ruhe mehr gibt. Ich weiß, daß ich Mama immer mehr (und immer ängstlicher) beobachte, daß ich mehr und mehr bemüht bin, Dinge mit ihr gemeinsam so zu tun, daß sie überhaupt keine Gelegenheit hat, etwas „nicht zu können". Daß jeder Tag, der „normal" verläuft, mich trotz besseren Wissens wieder hoffen läßt. Wie oft habe ich mich dabei ertappt, daß ich Wolfgang gegenüber fast aggressiv bin, nur weil ich ständig darauf warte, daß er mir irgendeine Hoffnung macht. Daß es doch eine Fehldiagnose sein könnte. Oder daß irgendwo auf der Welt ein neues Medikament mit sensationeller Wirkung gefunden wurde gegen diese Krankheit. Aber Wolfgang schweigt. Er schweigt zu meinen positiven Berichten über Mamas unauffälliges Verhalten, und er schweigt zu meinen Aggressionen ihm gegenüber. Selbst als ich ihm selbstherrlich vorgeworfen habe, ihm läge nichts an Mama, ist er ruhig geblieben. Und das war sehr ungerecht von mir. Er hat mich verstanden, wie immer.
Wir sind seit fast fünfundzwanzig Jahren verheiratet.

Den der Herr liebt, den züchtigt er

Osterzeit und Frühsommer 1993

Das „Aufschreiben“ ist mir zum Trost geworden. Einfach mal die Gedanken loslassen, losschreiben, den Kopf leermachen. Das hilft mir. Bis jetzt weiß noch niemand, daß es diese Aufzeichnungen überhaupt gibt. Irgendwann einmal wird diese Geschichte zu Ende sein, dann werde ich das alles ausdrucken für meine „beiden Männer“. Oder ich werde die Datei einfach löschen.

Die Zeit verging im Flug, bald ist Ostern. Mama und Steffi gehen täglich miteinander spazieren, genießen jeden Sonnenstrahl und trinken sogar manchmal schon auf der Dachterrasse ihren Nachmittagskaffee, den sie sich im übrigen selber kochen. Meistens leistet Raffael ihnen Gesellschaft, denn wenn er mit Steffi nach dem Kaffee eine Zigarette raucht, gibt es keine Belehrungen von Mama. Komischerweise darf „der Bub“ das. Sie stellt ihm sogar einen Aschenbecher hin.

Nichts war auffällig in den vergangenen Wochen. Es klappt mit dem Aus- und Anziehen, und es ist seit langer Zeit kein „Malheur“ mehr passiert. *Rock hoch, Hose runter* – es funktioniert immer noch. Zum erstenmal seit langer Zeit triumphiere ich richtig und bringe die Stimme in meinem Kopf zum Schweigen. Auch wenn Wolfgang nichts dazu sagt, zumindest gibt er mir nicht UNRECHT und ich weiß ja, daß er ein ruhiger Mensch ist. Er wird darüber nachdenken und mir dann zustimmen, wenn er sich davon überzeugt hat, daß Mama wieder ganz so ist wie immer. Ganz bestimmt wird er das. Und dann wird die Welt wieder in Ordnung sein. Es ist Osterzeit, die Zeit der Hoffnung auf die Auferstehung. Die Fastenzeit gibt wieder Anlaß, von früher zu erzählen. Wie die Fastenzeit hochgehalten wurde. Was in der Karwoche gegessen wur-

de und wie die Osternacht gefeiert wird. Wir bemalen Eier und gehen „Osterhäschen kaufen". Am Gründonnerstag gibt es Spinat, so wie früher, und am Karfreitag Fisch und Kartoffelsalat. Osternacht und Hochamt am Ostersonntag. „Christus ist erstanden" – Ich bin voller Dankbarkeit. Die letzten Tage waren so schön, Mama und Steffi waren sehr beschäftigt mit Vorbereitungen. Die beiden haben miteinander Eierlikör produziert als Ostergeschenk für uns. Mama erklärt uns überschwenglich, daß natürlich sie die meiste Arbeit getan habe, nur die Idee und das Rezept seien von Steffi gewesen. Wolfgang grinst, Steffi zwinkert uns zu. Was soll das? Ihr werdet mir meine gute Laune nicht verderben. Es ist Ostersonntag und alles wird gut. Raffael sucht sein Osternest, „kalt" – „wärmer" – „heiß" – alle lachen, unbeschwerte Augenblicke voller Harmonie und Fröhlichkeit. Um zwölf Uhr dann vor dem Fernseher den Ostersegen des Papstes aus Rom. „Urbi et orbi".
Die Gnade des Auferstandenen sei allezeit mit euch.

In der Woche nach Ostern steht Fensterputzen auf dem Programm, Mama freut sich schon darauf und ich bin froh, daß sie Ablenkung hat. Damit sie nicht merkt, wie schwer mir das Herz ist, denn ich habe große Sorgen: Wolfgang muß ins Krankenhaus. Nach jahrelangem Kampf gegen Schmerzen und Bewegungseinschränkung ist die Operation an der Wirbelsäule nicht mehr vermeidbar, er kann das Wasser nicht mehr halten. Meine Sorge um Mama macht der Sorge um meinen Mann Platz. Die Operation ist nicht ganz ungefährlich. Es sollen Titankörbchen zwischen einzelne Wirbelkörper geschoben werden, gefüllt mit Knochensplittern aus der Hüfte. Ein Teil der Wirbelsäule wird verschraubt, wie immer ich mir das vorstellen mag. Wolfgang spielt alles ein bißchen herunter, aber ich habe mich hinter seinem Rücken erkundigt. Die Operation wird mindestens acht Stunden dauern, das Risiko einer Lähmung ist nicht wegzudiskutieren, es wird ja am Rückenmark gearbeitet. Den der Herr liebt, den züchtigt er. Ich kenne manche, die züchtigt er nie, obwohl er sie sehr zu lieben scheint. Wolfgang ist fünfundvierzig Jahre alt, im sogenannten besten Alter, und es ist sehr fraglich, ob er seinen geliebten Beruf als Klinikreferent für Herz- und Gefäßchirurgie jemals wieder wird ausüben können. Unser Haus steht erst sechs Jahre, wie soll das alles weitergehen?

Ende Mai wissen wir, daß die OP gut verlaufen ist, Wolfgang aber wohl nie mehr beschwerdefrei sein wird und möglicherweise noch neue Operationen anstehen. Mama kennt die ganze Tragweite nicht, aber sie sorgt sich sehr um Wolfgang. Wie oft habe ich in den vergangenen Wochen von ihr gehört „*Kümmere dich nicht um uns, mach, daß du ins Krankenhaus kommst zu deinem Mann.*" Die Sorge um ihren Schwiegersohn und vor allem, daß ich ihm regelmäßig Essen von zuhause mitnehme, beschäftigt sie den ganzen Tag. Ich bin froh, daß Steffi da ist, so kann ich wenigstens beruhigt in die Klinik fahren. Und ich bin auch noch aus einem anderen Grund froh darüber: Ich kann mit ihr über Wolfgangs Krankheit reden. Dann muß ich Raffael nicht so sehr belasten, er trägt ohnehin schwer genug an der ganzen Situation. Ein bißchen viel für einen jungen Menschen. Aber auch ein bißchen viel für mich. Meine Tage fangen im Moment um fünf Uhr früh an und enden um Mitternacht. Die Sorgen tun ein übriges. Sorgen schlafen nie und meistens lassen sie mich auch nicht schlafen. Manchmal fühl ich mich verdammt allein. Aber ich muß stark sein.

Wir spielen Schule

Juli und August 1993

Wolfgang ist in der Reha, trotz der großen Entfernung machen wir einen „Familienausflug" nach Saulgau. Raffael, Mama, Steffi und unser Hund Pascha. So ganz scheinen die Therapien nicht anzuschlagen, Mama zweifelt natürlich sofort daran, daß hier alles für ihren Schwiegersohn getan wird. Wir brauchen an diesem Tag nicht viel reden, das Erzählen übernimmt Mama.

Wir haben einige Male Tante Rosi und Onkel Heinrich, Mamas Schwester und Schwager, im Pflegeheim in Wilferdingen besucht. Tante Rosi ist seit Jahrzehnten rheumakrank. Die vielen Schübe und die damit verbundenen Cortison-Therapien, einige Operationen und immer wieder wochenlange Krankenhausaufenthalte haben ihren Tribut gefordert. Man mußte ihr beide Augen entfernen. Sie ist blind und sitzt im Rollstuhl, aber ihr Geist ist hellwach. Onkel Heinrich ist ziemlich angeschlagen, Herz und Kreislauf haben ihn in die Knie gezwungen, die beiden können sich nicht mehr allein versorgen. Mama geht sie gern besuchen. Seit sie dort sind, hat sie viele Sonntagnachmittage dort verbracht. Ich habe sie hingebracht, mit Kaffee und Kuchen und dem notwendigen Geschirr versorgt für den nachmittäglichen Kaffeeklatsch, abends wieder abgeholt, und jedesmal aufs neue hat sie betont, was für ein „armer Teufel" ihre Schwester Rosi doch sei.

Sie hat recht, einerseits. Andererseits, wenn diese Sch… diagnose wirklich stimmen sollte, was, Mama, bist dann *du* für ein „armer Teufel"? Aber ich will darüber nicht nachdenken. Und schon überhaupt nicht im entferntesten die Möglichkeit in Betracht ziehen, daß die Ärzte recht haben könnten.
Es ist Sommer, die Sonne scheint und alles ist in Ordnung!

Wirklich in Ordnung? Nein, natürlich nicht. Nichts ist in Ordnung, und im Grunde weiß ich das auch sehr genau. Zu viele Teile hat das Puzzle inzwischen. Teile, die sich zusammenfügen zu einem Bild, das noch keinen Namen hat. Weil ich ihm (noch) keinen Namen geben will. Nicht, solange unsere Tage noch so „normal“ sind. Und wer will es einer Tochter verdenken, wenn sie nicht akzeptieren kann, daß die eigene Mutter sie bald nicht mehr erkennen soll? Unvorstellbar, zumindest für mich. Natürlich habe ich schon davon gehört, daß alte Leute sonderlich werden, alles durcheinander bringen, fortlaufen und nicht mehr heimfinden. Inkontinent sind und sich nicht mehr selbst versorgen können. Wie oft in den vergangenen Jahren hat Mama mir das selbst erzählt, wenn die „Dorfnachrichten“ wieder von so einem Fall berichtet haben. Wenn jemand sonderlich geworden war und verwirrt.

Aber, waren das nicht durchweg alte Leute, viel älter als Mama? Und außerdem, Mama ist weder inkontinent noch läuft sie weg, sie ist auch nicht sonderlich. Und in der ganzen Fachliteratur wird ausdrücklich darauf hingewiesen, daß nicht jede Form der Demenz ein Morbus Alzheimer ist.

Es gibt, so haben ganz gescheite Köpfe dies zu Papier gebracht, viele verschiedene Formen von Demenzerkrankungen und erst, wenn diese alle auszuschließen sind, kann man an eine „Demenzerkrankung Typ Alzheimer“ denken. Und, sind diese Ausschlußdiagnosen bei Mama gemacht worden? Nein, meiner Meinung nach nicht. Und selbst Wolfgang hat mir in diesem Punkt recht gegeben und bemüht sich im Moment um weitere Untersuchungen. Auch wenn er mir von der Erfahrung der bislang konsultierten Ärzte spricht und daß diese in keinem Fall leichtfertig mit diesem von mir so gehaßten Wort umgehen. Ich glaube es trotzdem nicht. Und ich will diese Untersuchungen, auch wenn die bisher zu Rate gezogenen Neurologen weitere Untersuchungen nicht für notwendig halten.

Wir werden einen Weg finden, all diese „Ausschlußdiagnosen“ und Spezialuntersuchungen für Mama zu erreichen, das weiß ich genau. Und wenn wir uns dazu an sämtliche Universitätsprofessoren wenden müssen, deren Bücher wir gelesen haben.

Auf jeden Fall werde ich weiter mit ihr arbeiten, Lieder singen, Verse zitieren, Worte vervollständigen. Ich bin inzwischen sehr erfinderisch geworden. Wir haben ein richtiges „Lernprogramm“ (ich nenne es Gedächtnistraining) für Mama entwickelt. In großer Schrift. Und sie hat richtigen Spaß daran, besonders wenn am Nachmittag Raffael mit ihr Schule spielt. Und jedes Blatt, auf dem null Fehler steht, wird gebührend gefeiert. Steffi darf nicht mitmachen, darauf achtet Mama sehr genau. Schulespielen ist ganz allein ihr Spiel.

Mein „Lernprogramm“ habe ich dem Neurologen gezeigt. Er meinte, schaden könne es nicht und sicher sei es kein Fehler, mit immer wieder neuen Eindrücken den Geist anzuregen. Aber ich müsse mir darüber im klaren sein, daß auch das schlußendlich ein Kampf gegen Windmühlenflügel sei, denn es gebe keine Therapie.

Ich mache trotzdem weiter, jede Woche mit neuen Ideen, mit neuen Arbeitsblättern. Nur manchmal flüstert die Stimme in meinem Kopf dummes Zeug und lästert über diese Blätter.
Höchstens zweites Schuljahr, tönt es dann.
Na und? Wenigstens tun wir was.

Ein beliebtes Spiel:

ÜBERALL FEHLT EIN BUCHSTABE

LEB _ RWURST	MARME _ ADE
BUTTERB _ OT	GUL _ SCH
KARTOFF _ L	GELBERÜB _ N
TOM _ TEN	KOPFS _ LAT
B _ UMENKOHL	ERD _ EEREN
SCHN _ TZEL	MARG _ RINE
LEBERW _ RST	MAR _ ELADE
BUTTE _ BROT	G _ LASCH
KAR _ OFFEL	GELBE _ ÜBEN
TO _ ATEN	KO _ FSALAT
BLUMEN _ OHL	ERDBE _ REN
SCHNIT _ EL	MAR _ ARINE

Oder auch das „Malspiel“:

MALE IN DER RICHTIGEN FARBE AN

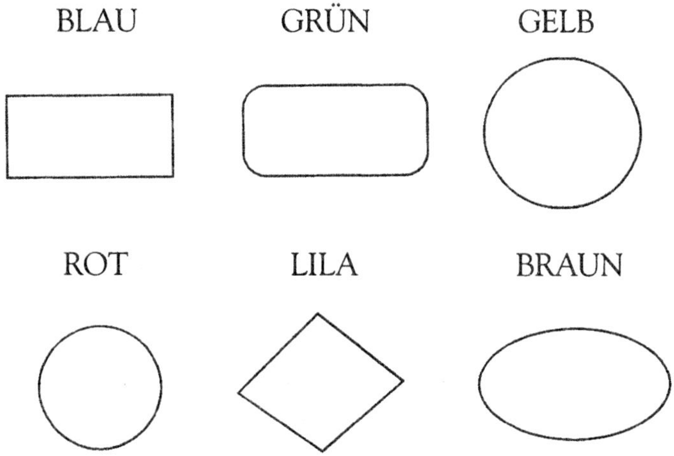

Es hat manchmal fast dreißig Minuten gedauert, bis dieses Blatt fertig ausgemalt war.

Oder fehlende Wörter einsetzen:

EIN MÄNNLEIN ________ IM WALDE

GANZ STILL UND ___________

ES HAT VON ___________PURPUR

EIN _____________ UM

GUTEN ABEND ___________NACHT

MIT ______________ BEDACHT

MIT ______________ BESTECKT

SCHLUPF UNTER DIE _________

MORGEN FRÜH ________ GOTT WILL

WIRST DU ____________ GEWECKT

Schule spielen macht natürlich, wie könnte es anders sein, am meisten Spaß mit Raffael. Weil der ja Verständnis hat für einen „Blackout". Mama hat sich dieses Wort gemerkt und sie benutzt es eifrig. Jedesmal, wenn sie nicht weiter weiß, wenn sie merkt, daß sie etwas vergessen hat. „Blackout" ist die Entschuldigung für alles, und ich denke, das ist gut so. Ich glaube, sie macht sich sehr wohl Gedanken über das, was dahinter stecken könnte, und sie hat Angst. Das spüre ich wohl, aber ich bin noch nicht so weit, mit ihr über ihre Ängste zu sprechen. Ich habe meine Ängste nicht im Griff, wie kann ich ihr dann eine Hilfe sein. Seit jenem Gespräch hat sie das Thema nie wieder aufgegriffen, aber sie ist übertrieben rührig und versucht verzweifelt, uns davon zu überzeugen, daß mit ihr alles in Ordnung ist. Oft schaue ich mir noch spät nachts die „Schularbeiten" an. Für jeden Tag machen wir neue Arbeitsblätter, Raffael und ich, gelobt sei der Computer, der das alles möglich macht. Auch ganze Texte mit Schreibfehlern gehören zu unserem Lernprogramm. Sie findet nicht alle Fehler, aber immerhin einige. Es macht ihr Spaß, mit dem Rotstift „Lehrerin" zu spielen, und sie freut sich jedesmal diebisch, wenn sie einen Fehler entdeckt hat. Jeden Gedanken daran, daß die großen Druckbuchstaben gut zu lesen sind, daß die Verse einfach und die Fehler so blöd sind, daß man mit der Nase drauf stößt, verbiete ich mir augenblicklich. Schließlich müssen die Buchstaben so groß sein, sie sieht ja nicht mehr so gut.

Wie lange schaff' ich das alles noch?

Die ständige Hochspannung. Die Sorge um Mama, die Sorge um Wolfgang und die Angst vor der Zukunft lähmen mich.

Das Krankenbett im Wohnzimmer

September und Oktober 1993

Anfang September habe ich Wolfgang von der Rehaklinik abgeholt. Riesige bunte Buchstaben über der Haustür, „Herzlich willkommen", Linzertorte und eine aufgeregte Mama. Tagelang gab es für sie kein anderes Thema. Was wir kochen müssen, wenn Wolfgang wieder zuhause ist. Weil er ja dort in der Klinik sicherlich nichts „G'scheites" zu essen bekommen hat (zumindest nicht das, was er mag). Ich lasse ihr die Freude, warum soll ich sie mit meinen Sorgen belasten. Was die Zukunft bringt, ist ungewiß. Wolfgang darf nicht sitzen, nur liegen oder etwas laufen. Die Couch im Wohnzimmer ist zwar wunderschön, ein richtig altmodisches Sofa, antik, aber kaum bandscheibengerecht. Schon überhaupt nicht für jemand, der Titankörbchen zwischen den Wirbelkörpern hat, die mit Schrauben gehalten sind. Senkrecht und waagrecht manifestiert. Also haben wir ein Krankenbett gekauft, das steht jetzt mitten im Wohnzimmer. Er kann sich ja schließlich nicht den ganzen Tag im Schlafzimmer aufhalten. Unsere Ankunft zuhause war bühnenreif, mit Mama als Hauptdarstellerin. Sie hat Wolfgang an der Hand genommen, ihn ins Wohnzimmer geführt und ihm voll Stolz das Krankenbett gezeigt. So, als wäre das alles ihre Idee und ihr Werk. Er könne darauf den ganzen Tag liegen und sie würde ihm zusammen mit Steffi die Zeit vertreiben, damit ihm nicht langweilig werde. Weil ich ja schließlich arbeiten müsse und mich deshalb nicht so um ihn kümmern könne. Ihr Blick in meine Richtung war fast vorwurfsvoll. Ach Mama, du meinst es ja gut. Ich würde auch viel lieber „mich um meinen Mann kümmern" statt zu arbeiten. Aber leider geht das nicht. Weißt du eigentlich, wie weh es mir tut, wenn du mir Sätze wie „du könntest dich ruhig auch mal zu deinem Mann hinsetzen" oder „Läßt du dich auch mal wieder blicken" vor die Füße wirfst? Nein, das weißt du nicht.

Und du weißt auch nicht, daß Wolfgang manchmal ganz gerne eine Weile allein wäre und seine Ruhe hätte. Du meinst es ja nur gut. Lächeln, gute Laune verbreiten, aufmuntern. Das ist das, was von mir verlangt wird. Oder besser gesagt, *was ich von mir* verlange. –Wem würde ich denn helfen, wenn ich von meinen Sorgen rede? Von den vielen Stunden, in denen ich nachts wach liege und Angst habe vor der Zukunft? Von dem „Vater unser“, dem ich einen neuen Text gegeben habe?

Dein Wille geschehe im Himmel wie auf Erden?
Nein, nicht auf Erden.
Nicht, solange dein Wille
sich nicht mit meinem Willen deckt.
Nicht, solange wir unter deinem Willen leiden müssen.
Dein Wille geschehe – im Himmel.
Dort mag er geschehen,
da greift er nicht in mein Leben ein.
Dein Wille geschehe – nur, wenn es auch mein Wille ist.

Wie oft habe ich mit Bruno über diesen Satz „dein Wille geschehe“ philosophiert. Bruno, mein Neffe, Veronikas Erstgeborener. Pfarrer Bruno, der beste Freund in meinem Leben. Der einzige Mensch, dem ich schon immer alles anvertrauen konnte. Der mir auch jetzt hilft, nicht zu verzweifeln. Nicht zu verzweifeln an den Sorgen um Wolfgang. Nicht zu verzweifeln an den Sorgen um Mama. Nicht zu verzweifeln an den Sorgen um die Zukunft.
Und der mir knallhart ins Gesicht sagt, daß ich aufhören muß, mich immer an den Schluß zu stellen. Daß ich auch mal was für mich tun muß. Allein die Vorstellung, etwas „für mich zu tun“ amüsiert mich fast. Soll ich zu Wolfgang sagen: *„Hör zu, es ist mir im Moment egal, wie du klarkommst, ich verstehe ja deine Depressionen, aber schließlich geht es mir auch nicht gerade gut dabei, also tschüs, ich tu jetzt mal was für mich.“* Vielleicht noch mit dem Nachsatz *„und paß schön auf Mama auf“*. Nein, Bruno, so

geht es nicht, und das weißt du auch. Du kennst mich viel zu gut, als daß dir nicht klar wäre, daß meine einzigen Möglichkeiten, etwas für mich zu tun, darin bestehen, mit dir zu reden oder mich hinzusetzen und aufzuschreiben, was in mir vorgeht. So wie es mir in den Sinn kommt und auch ausnahmsweise, ohne darüber nachzudenken, ob meine Deutschlehrerin mit Stil und Zeit einverstanden wäre.

Es ist mir bewußt, daß Wolfgang nicht damit fertig wird, mit sechsundvierzig Jahren schon ein Invalide zu sein. Fast bewegungsunfähig, mit der Aussicht, nie mehr arbeiten zu können. Er redet nicht mit mir darüber, so wie er nie mit mir geredet hat, wenn ihn etwas bedrückt. Wenigstens nicht von sich aus. Ich mußte immer bohren und nachfragen, was los ist. Nur jetzt nützt auch das nichts. An manchen Tagen starrt er Löcher in die Luft, ignoriert Mama und Steffi. Selbst Raffael gegenüber ist er einsilbig. Also muß ich den Clown spielen. Lächeln, gute Laune verbreiten. Wie es da drin aussieht, geht niemand was an. Und schließlich hat ja jeder sein Paket zu tragen.

Meine Schwester Veronika hat auch einen kranken Mann. Soll ich ihr etwas vorjammern? Unsere Freunde sind es von jeher gewohnt, ihre Probleme bei mir abzuladen, sich von mir aufmuntern und helfen zu lassen. Die würden mich ja nicht einmal ernst nehmen, wenn ich auch nur andeutungsweise von meinen Sorgen reden würde. Ich bin ja immer so stark, für alle da, die meine Hilfe brauchen (brauchen oder beanspruchen?). Brunos Frage, wer von unseren Freunden mich eigentlich schon mal gefragt hat, wie es mir geht, ob ich alles meistere, geht mir nicht aus dem Kopf.
Du hast recht, Bruno, keiner ist auf die Idee gekommen nachzufragen, wie unser Leben im Moment aussieht. So wie ich das tun würde bei allen, die mir etwas bedeuten. Keiner ist auf die Idee gekommen nachzufragen, ob er uns irgendwie helfen könne. Ob wir klarkommen mit der neuen Situation. Nicht jetzt,

seit Wolfgang krank ist und nicht damals, als wir mit Mamas Diagnose konfrontiert wurden.

Das einzige, was ich öfter zu hören bekam, war ein wohlwollendes „*Ihr schafft das schon*". Kommentare wie „*Raffael könnte auch mal den Rasen mähen, groß genug ist er ja wahrlich*" kann ich bald nicht mehr hören. Hat sich schon mal einer Gedanken darüber gemacht, was er eigentlich alles zu verdauen hat? Die ganze häusliche Situation gerät aus den Fugen. Seine Oma droht ihre Persönlichkeit zu verlieren, wenn das, was die Ärzte sagen, stimmt. Er versucht ständig, sie aufzumuntern, für sie da zu sein, sie nicht merken zu lassen, daß sie manchmal merkwürdige Dinge tut. Sein Vater ist in seiner Beweglichkeit mehr als eingeschränkt, ist invalid und auch noch depressiv. Ein bißchen viel für einen jungen Menschen, der eigentlich seine Jugend genießen, ins Leben hineinwachsen, Spaß am Leben haben sollte. Keiner, der ihm mal gesagt hätte: „Schön, daß du das alles mitträgst auf deinen jungen Schultern", keiner, der ihn dafür lobt, was er tut. Neben der Schule, die schließlich auch ihren Tribut fordert.

Ich darf nicht ungerecht werden, ich habe Bruno und da sind Anton und Regina, die oft zu Besuch kommen und Mama und Steffi damit viel Freude machen. Und ich habe meinen Computer, der mir zuhört und alles in sich aufnimmt.

Der Herbst steht vor der Tür. Es wird langsam kalt. Bald ist wieder Weihnachten. Weihnachten wird alles besser.

Kammerchor und Silberhochzeit

November und Dezember 1993

Das Jahr neigt sich wieder mal und ich bin müde, unendlich müde. Zu müde, um mir die Frage überhaupt zu stellen, was die Zukunft bringen wird. Und zu ängstlich, um die Antwort darauf zu hören. Zukunft? Manchmal glaube ich nicht, daß es eine Zukunft gibt, die sich lohnt zu erleben. Was noch alles, lieber Gott? Haben wir noch nicht genug?

Jetzt, zwischen den Jahren, habe ich etwas Zeit. Sogar etwas Zeit für mich. Und das dringende Bedürfnis, mir alles, was mich bedrückt, wieder mal von der Seele zu schreiben.

Anfang November waren wir sehr beschäftigt mit der Vorbereitung eines Gemeinschaftskonzertes mit einem Kammerchor aus der sibirischen Stadt Irkutsk. Wir hatten nur wenige Tage Zeit, und die Ablenkung hat Wolfgang unendlich gut getan. Das ganze kam eigentlich über die Deutsch-Russische Gesellschaft zustande, in die wir an sich über den Bereich Gefäßchirurgie gekommen sind, irgendwie so „wie die Jungfrau zum Kind". Da die Deutsch-Russische Gesellschaft in Pforzheim in vielen Bereichen einen sehr engen Kontakt mit Irkutsk pflegt, war ein Kammerchor von dort in Pforzheim zu Gast, den wir im Namen unseres Gesangvereins Liederkranz Kieselbronn zu einen gemeinsamen Abend anläßlich unserer Singstunde eingeladen hatten. Auf Anregung des Kieselbronner Bürgermeisters sollte dieses Ereignis aber öffentlich gemacht werden mit einem Konzert in der Festhalle. Festgeschrieben war ein Dienstag, wir hatten beide unsere Zweifel, daß man in der Kürze der Zeit und für einen Abend mitten in der Woche die Halle würde füllen können. Wolfgang setzte alle Hebel in Bewegung, kroch aus seinem Schneckenhaus und setzte seine ganze Energie ein, um diesen Abend zu einem Erfolg werden zu lassen. Es war ein unvergeßliches Ereignis. Die Festhalle war gefüllt bis auf den letzten Platz, auch seitens der Stadt und des Landkreises war man der Einladung gefolgt, und was geboten wurde, überstieg mit Sicherheit jede Erwartung. Standing Ovations für einen wunderbaren Chor, der uns moderne russische Chorliteratur mit einer Perfektion präsentierte, die ihresgleichen sucht. Beflügelt von unseren Gästen gaben auch wir mit unserem Laienchor das beste. Mama und Steffi waren natürlich mitgekommen und versuchten, über ihre Kenntnisse der jugoslawischen Sprache sich irgendwie mit den jungen Leuten aus Sibirien zu verständigen. Ich habe Wolfgang seit Monaten nicht mehr lachen sehen, aber an diesem Abend war er so entspannt, so fröhlich, daß ich mir wünschte, diese Nacht würde nie zu Ende gehen. Sie ging auch lange nicht zu Ende. Die Sprachbarriere war absolut kein Hindernis, wir alle verständigten uns irgendwie, mit Englisch, mit Bleistift und Papier, mit Gesten. Es war ein Gefühl, als ob man sich ewig kennen würde, als ob man mit guten Freunden zusammensitzen würde. Der Abend war getragen von einer Herzlichkeit, die man selten erlebt. Noch tagelang hallte dieses großartige Erlebnis nach, Mama und Steffi sprachen fast über nichts anderes. Der Kammerchor Irkutsk gab in diesen ersten Novembertagen noch zwei Konzerte, die wir natürlich besuchten. Die jungen Leute, alle Studenten des Musikkonservatoriums in Irkutsk, mit ihren wunderbaren Stimmen, mit ihrer Herzlichkeit öffneten uns eine neue Welt. Eine Welt, in der wir Deutschen uns manchmal schwertun. Einfach aufeinander zugehen. Sich umarmen, von Mensch zu Mensch, ohne die bei uns so furchtbar wichtigen Fragen „Wer bist du, was hast du?" Dieser Besuch aus dem fernen Sibirien hatte unser Leben verändert. Wolfgang war wie ausgewechselt, neu motiviert, und dann und fing er an, unsere Silberhochzeit zu planen. Er wollte feiern und zwar richtig. Nicht nur wir beide. Alle, die uns lieb waren und denen wir am Herzen lagen, sollten an diesem Fest dabei sein. Natürlich auch unser Gesangverein Liederkranz.

Es gab also einiges zu planen, und es war höchste Zeit für die Vorbereitungen. Da Wolfgang nach wie vor (weil ich böse Frau den ganzen Tag arbeiten mußte) viel Zeit mit Mama und Steffi verbrachte, mischten die beiden eifrig mit.
Wolfgang und ich waren uns einig: mit einem Gottesdienst wollten wir das Fest beginnen, das war uns beiden ein Bedürfnis. Am 6. Dezember 1968 um siebzehn Uhr hatten wir uns seinerzeit in der Herz-Jesu-Kirche in Pforzheim geschworen, zusammenzuhalten in guten und in schweren Zeiten.

Wir wollten dieses Versprechen erneuern, am 6. Dezember 1993, ebenfalls um siebzehn Uhr. Der Gottesdienst sollte in Birkenfeld stattfinden, und natürlich sollte der Chor auch beim Gottesdienst singen. Irgendwie freuten wir uns beide auf diesen Tag, aber man wird nachdenklich.
Silberhochzeit, wo waren die Jahre geblieben? Wieviele gute und wieviele schwere Zeiten hatten wir miteinander durchgestanden? Wieviele Weggefährten aus dieser Zeit hatten wir aus den Augen verloren.
Zurückblicken. Die „grüne" Hochzeit, jung und voller Pläne, voller Hoffnungen. Wir hatten eine wunderschöne Hochzeit. Papa gab sein Nesthäkchen mit einem lachenden und einem weinenden Auge her. Und jetzt, fünfundzwanzig Jahre später? Der Lack hat Kratzer, so einiges hat uns das Leben beschert, mit dem wir nicht gerechnet hatten, das damals in unserer Lebensplanung nicht vorgekommen war. Viele Illusionen hat die Realität grausam weggewischt. Dennoch, es waren überwiegend glückliche Jahre. Und wir haben einen wunderbaren, gesunden Sohn mit sehr viel Familiensinn.
Grund genug, zu danken.
Der Gottesdienst war wunderschön, festlich umrahmt vom Liederkranz Kieselbronn. Nach dem Gottesdienst haben wir mit Verwandten, Freunden und den Sängerinnen und Sängern im Franziskushaus, dem Gemeindehaus neben der Kirche gefeiert, unser Liederkranz hat uns noch mit einigen Lie-

dern erfreut. Im Gedenken an Papa haben wir uns auch sein Lieblingslied gewünscht. Die Waldandacht – *der liebe Gott geht durch den Wald.* Wie oft hat er das gesungen. Es tut immer noch weh, Papa nicht mehr bei uns zu haben, auch nach sieben Jahren fehlt er mir unendlich. Sein sonniges Gemüt, die Fähigkeit, jeden Tag so zu nehmen, wie er ist, egal was kommt, der Herrgott wird schon wissen, was er tut. Immer fröhlich, immer ein lachendes Gesicht. Wie gern hätte ich dich heute dabei, Papa.

Unser Pfarrer hat uns die Freude gemacht, mit uns zu feiern. Er ist wirklich (so wie Bruno es ausgedrückt hat) schwer in Ordnung und macht seinem Namen alle Ehre:
Pfarrer Nothelfer. Einer, dem man sich anvertrauen kann, der zuhören kann. Einer, mit dem man weinen und lachen kann.

Sogar Walter konnte bis zum Schluß mit uns feiern, obwohl er zuerst Zweifel hatte, ob er überhaupt kommt. Aber das katholische Gemeindehaus ist nur ein paar Meter von seinem Haus entfernt und außerdem haben wir ihm versprochen, daß (obwohl wir selbst Raucher sind) im Saal striktes Rauchverbot ausgesprochen wird. Daran hat sich auch jeder gern gehalten, Walter zuliebe. Für Wolfgang und mich war es ein ganz besonderes Geschenk, daß Walter mit dabei war. Nicht nur, weil er einer unserer Trauzeugen war. Wir mögen ihn ganz einfach, gerade deshalb bedrückt uns seine Krankheit so sehr. Wieviele Feste werden wir wohl noch mit ihm feiern können? Er weiß, und wir wissen, daß die Zeit, die ihm noch bleibt, absehbar ist. Auch wenn wir das alle nicht wahrhaben wollen. Er ist ein sehr kranker Mann. Was ist nur los mit unserer Familie? Sind wir Hiob, daß uns ein Unheil nach dem anderen trifft? Auch wenn ich prinzipiell nicht hadern will an Gottes Ratschluß: Wieviele, denen es sch...egal ist, was um sie herum passiert, haben nur Glück, sind gesund, sorglos, auf gut schwäbisch „es läuft ene de Rotz de Backe nuff“. Wie hat Papa immer gesagt: „Es gibt immer einen, dem es noch schlechter geht." Ja, aber es gibt auch viele, denen es besser geht, Papa. Die jede Nacht durchschlafen können. Ich würde gerne wieder richtig gut schlafen können, mich auf den nächsten Tag freuen und fröhlich aufwachen, in gespannter Erwartung dessen, was der neue Tag mir bringt. Wenn ich nachts aufwache, gehen meine Gedanken sofort im Kreis und ich kann das Chaos in meinem Kopf nicht ordnen. Da ist nur die Furcht davor, was morgen auf mich zukommt. Die Sorge um Wolfgang, um Mama, um Walter. Genügt das eigentlich nicht?

Wenige Tage nach unserer Silberhochzeit, nach der Freude über das gelungene Fest, nach der Freude darüber, daß Wolfgang sich wieder gefangen hatte, kam dann der nächste Schock. Ganz beiläufig fing das Gespräch an. Spätabends, nachdem alle im Bett waren. Schon mehrmals war mir Wolfgangs Blick aufgefallen, seine Augen ruhten sehr oft forschend auf Steffi. Warum auf ihr? Eigentlich galten sonst immer diese Blicke Mama. Plötzlich fing er wieder an, mein Magenfahrstuhl. Der Kloß im Hals saß fest. Irgendwie kam ich mir vor wie jemand, der auf seine Hinrichtung wartet. Die Schlinge liegt um den Hals, man wartet nur noch, bis der Boden unter den Füßen weggezogen wird.
Ob mir eigentlich an Steffi irgend etwas aufgefallen sei. Wolfgang hat an mir vorbeigesehen. Was er mit „irgend etwas" genau meine, habe ich ihn gefragt. „Einfach so", war die Antwort, „ihr Benehmen, ihre Wortwahl, was sie so erzählt." Schulterzucken meinerseits. Die letzten Wochen war ich eigentlich tagsüber mehr unten im Büro als oben. Mir schien eigentlich, daß alles sei wie immer. Mama hat sich bei mir beschwert, daß „die zwei schon wieder rauchen" und daß sie es schon nicht mehr hören könne, wenn Steffi dauernd von der Ärztekammer erzählt. Ich habe das eigentlich für Eifersucht gehalten. Steffi war schon immer sehr stolz darauf, daß sie bis zu ihrer Heirat eine gute Position bei der Ärztekammer hatte, daß sie

einige Kontakte auch privat gepflegt hat und bis heute noch pflegt, ist nichts neues. Als Kind schon hatte ich sie davon erzählen hören und dafür bewundert. Das hörte sich alles so wichtig an und so toll. Und meine Tante Steffi konnte „hochdeutsch“ sprechen. Ich erinnere mich, wie sie mich ermahnt hatte, als ich aufs Gymnasium kam, dort ja nicht zu schwäbeln. Sich gewählt auszudrücken, sei das A und O im Leben. Tante Steffi drückte sich immer gewählt aus, Mama war dieses „geschwollene“ Reden von ihr stets ein Dorn im Auge gewesen. Also war doch alles so wie gehabt. Oder was um alles in der Welt sollte nun so auffällig sein? Hatte Steffi plötzlich begonnen, Dialekt zu sprechen? Das allerdings wäre überhaupt nicht vorstellbar. Wolfgang schwieg eine Weile, wie immer, wenn ein Thema nicht gerade angenehm war. Mein Magen fuhr derweil wieder hoch und runter. Sie sei, so sagte Wolfgang dann, eher übertrieben „vornehm“, würde immer öfter Phrasen verwenden und immer öfter vollkommen ohne jeden Zusammenhang. So habe sie neulich, als Bruno zu Besuch war, ihn gleich bei der Begrüßung mit einem „Bitte einen Gruß zuhause“ empfangen und als er später sagte, er gehe dann mal wieder, mit „Lieb von dir“ verabschiedet. Das sei beides ganz und gar unpassend gewesen. Er solle das um Gottes willen nicht überbewerten und nicht gleich Gespenster sehen, entgegnete ich ihm. Schließlich habe sie auch so einiges hinter sich, was sie erst mal verarbeiten müsse. Und ich, fuhr mich Wolfgang etwas barsch an, solle endlich aufwachen und mir nicht immer und stets alles schönreden. Es dauerte nicht lange, und wir waren mitten im schönsten Streit. So schön, daß Raffael von unten rauf kam und fragte, was los sei. Nach einer endlosen Diskussion einigten wir uns darauf, daß wir beide, Raffael und ich, in den nächsten Tagen besonderes Augenmerk auf Steffi richten würden. Am nächsten Tag gingen wir erstmal alle zusammen auf den Weihnachtsmarkt. Die zwei freuten sich wie kleine Mädchen und genossen den Ausflug sichtlich, und ich war nur allzu bereit zu glauben, daß das Schicksal doch wohl

nicht so hart mit uns umgehen konnte. Ausgerechnet unsere Tante Steffi, lebensfroh, immer bereit, etwas zu erleben, ein Mensch, mit dem man Pferde stehlen konnte.
Mitten in all der weihnachtlichen Pracht, umgeben von Lichtern und Weihnachtsliedern, die Nase voll von verschiedenen herrlichen Düften nach Bratwurst, gebrannten Mandeln und anderen Leckereien, versuchte ich also herauszufinden, was ich eigentlich nicht herausfinden wollte.
Aber – irgendwie schien das Leben im Moment keine Sonnenseiten für uns übrig zu haben. Wir haben auf dem Weihnachtsmarkt eine Bekannte getroffen, die zunächst überschwenglich von Steffi begrüßt wurde. Es entwickelte sich auch eine längere „Konversation", die mir absolut unauffällig und üblich erschien. Zunächst. Steffi wünschte frohe Feiertage, verabschiedete sich sehr wortreich und auch wortgewandt mit den Worten „...und einen lieben Gruß zuhause". *Die Dame war seit Jahren alleinstehend, ohne irgend jemand „zuhause", den sie hätte grüßen können. Und Steffi wußte das.* Betonung auf „wußte". Hatte sie es wirklich vergessen? Sogar Mama schaute sie komisch an, sagte aber nichts.

Lieber Gott, was hast du noch für uns bereit? Ist das deine Antwort auf meine Gebete? Ist das deine Antwort auf meine wahnwitzige Hoffnung, daß bei Mama doch noch alles gut wird? Wir blieben noch eine Weile auf dem Weihnachtsmarkt. Noch auf dem Heimweg übertrafen sich unsere beiden gegenseitig in ihrer Begeisterung. Sie erinnerten sich an jede Einzelheit, an alle, die sie getroffen hatten, auch an jene Bekannte. Und dann kam von unserer Steffi mit absoluter Klarheit ein Kommentar, der mich umhaute: „Der arme Teufel sitzt sicher zu Weihnachten ganz allein daheim, sie hat ja niemand mehr."

An jenem Abend herrschte bei uns eisiges Schweigen. Nicht, weil wir böse miteinander waren. Selbst Raffael, der sonst immer versucht hat, Stimmungen durch Sprüche ins Lot zu

bringen, brachte keinen Ton heraus. Irgendwann, nach langer Zeit, kam von ihm ein zaghaftes „Und jetzt?" Ich stand vor einem großen schwarzen Loch, das mich zu verschlingen drohte. Ohne Ausweg. Das konnte nicht sein, das durfte nicht sein. Zuerst Mama, dann ihre „kleine Schwester", unsere Tante Steffi, die sich schon früher immer in den schönsten Farben die Zeit mit uns ausgemalt hatte, was wir alles unternehmen könnten, wenn sie erst bei uns wohnt. Theater, Konzerte, Reisen, schön Essen gehen, einfach das Leben genießen. Es sich gut gehen lassen Bei uns und mit uns. Und dann so ein Hammer? Das konnte doch alles nicht wahr sein. *Aber, vielleicht war es ja auch überhaupt nicht wahr.* Nein, laut habe ich diesen Satz nicht gesagt. Ich kannte die Beschreibungen der ersten Anzeichen dieser furchtbaren Krankheit mit dem Namen „Morbus Alzheimer" aus den ganzen Büchern, die wir gekauft hatten, nur zu gut. Zeitweilig gestörtes Kurzzeitgedächtnis, zeitweilige Orientierungslosigkeit sowohl zum Ort als zur Zeit. Zeitweiliges Nichterkennen bekannter Personen und Umgebungen. Aber traf das hier zu? Sicher, es war ein blöder Kommentar. Trotzdem muß er nicht unbedingt gleich so schwerwiegende Hintergründe haben. „Gruß zuhause", so dahingesagt, mit den Gedanken schon woanders.
Wieder einmal erwischte ich mich dabei, wie ich nur nach Gründen suchte, die Sache zu verharmlosen. Erklärungen für eine Normalität, die ich haben wollte. Genau wie bei Mama. Ich schaute weder Wolfgang noch Raffael ins Gesicht, aus Angst, sie könnten meine Gedanken lesen und meine Hoffnungen zunichte machen, bevor ich mich in die Bücher vertiefen konnte. Bevor ich irgendwie herausfinden konnte, ob es überhaupt denkbar war, daß gleich zwei Schwestern diese Krankheit bekommen könnten. Diese Krankheit, deren Namen ich immer noch nicht denken, geschweige denn aussprechen wollte. Ich sah also geflissentlich woanders hin, aber es gelang mir nicht, meine Gedankenwelt zu verbergen. Offensichtlich stand es mir im Gesicht geschrieben und sogleich

machte mir Wolfgangs Kommentar alles, was ich mir gedanklich zurechtgelegt hatte, zunichte. *„Wir müssen entsprechende Untersuchungen machen lassen."*

Wir haben „entsprechende Untersuchungen" machen lassen. Natürlich auch ein CT. *Beginnende Großhirnatrophie*. Ich weiß, was das zu bedeuten hat.

Sofort kommt der Rebell in mir zu Wort. Beginnend – das heißt, daß man noch eine Menge tun kann. Und seit diesem blöden „Gruß zuhause" war absolut nichts mehr „auffällig". Das hat sogar Wolfgang zugegeben. Natürlich nicht ohne mich sanft daran zu erinnern, daß diese sogenannten „normalen" Phasen auch zum Krankheitsbild gehören. Was heißt hier Krankheitsbild. Es ist kurz vor Weihnachten. *Krankheitsbilder* gehören nicht unter den Tannenbaum. Sie stören.

Trotz aller Sorgen, trotz allen Gedankenwirrwarrs, es waren schöne Weihnachten. Friedlich, harmonisch und teilweise sehr, sehr lustig. Wir haben viel gelacht. Am meisten über Steffis Anekdoten.

Viele Fragen und keine Antworten

Januar und Februar 1994

Es ist still im Haus, ich kann nicht schlafen. Mein Kopf gibt keine Ruhe. Hier unten im Büro störe ich niemand und mein „Beichtvater", mein Computer, hört mir geduldig zu, auch wenn er mir keine Antworten auf meine Fragen geben kann. So viele Fragen und keine Antworten.

Silvester war still, sehr still. Für laute Fröhlichkeit war kein Platz im Haus, zu sehr hatten sich die Sorgen breitgemacht und alles andere überdeckt. Gott sei Dank konnte Raffael mit Freunden feiern. Für ihn ist das alles sowieso viel zu schwer zu tragen. Die Härte, mit der das Schicksal in den letzten Jahren nach uns gegriffen hat, ist kaum verständlich für einen jungen Menschen. Kann das Gottes Wille sein?
Raffael wird seit dem sechsten Lebensjahr mindestens einmal jährlich mit diesem Willen, der nicht unser Wille ist, konfrontiert. Krankheit, Tod und Abschied. Und immer hat es wehgetan, dennoch hat er es immer als Gottes Ratschluß akzeptiert. Und jetzt? Könnte ihm jetzt irgend jemand Zweifel verübeln, daß Gott weiß, was er tut, was er uns antut? Ich hoffe und bete, daß er seinen Glauben behält, was auch immer noch auf ihn einstürmen mag. Es heißt ja immer, junge Menschen sind stark. Sind sie das wirklich? Wo seine Kameraden ihr Jungsein genießen, umgeben ihn Krankheit und die Erkenntnis der Endlichkeit des Lebens. Nicht schön mit zwanzig. Laden wir ihm letztendlich zuviel auf seine jungen Schultern? Es ist ja nicht die Arbeit, die mit der Pflege verbunden ist, sondern die Aussichtslosigkeit, das hilflose Zusehenmüssen, wie der geliebte Mensch sich verändert. Ich weiß, er hat Bruno, wenn er mal reden möchte, und ich hoffe, er macht davon Gebrauch, denn mit Sicherheit kann er das nicht immer allein verarbeiten und mit seinen Kumpels kann er nur bedingt über seine

häusliche Situation reden. Wie auch, sie sind jung, und ich glaube, ohne persönliche Betroffenheit kann man das auch nicht nachvollziehen. Obwohl Raffael immer wieder betont, daß er niemals zulassen würde, daß seine Oma oder Tante Steffi in ein Pflegeheim kommen, befürchte ich, daß es irgendwann zuviel werden wird für ihn. Auch wenn er mit all seinem Optimismus betont, daß wir das gemeinsam schaffen, fürchte ich mich davor, daß er das alles doch nicht so verkraftet, wie er uns das gern glauben machen möchte.

In diesen Wochen ist Bruno mein einziger Halt. Wolfgang darf ich nicht belasten, er hat mit sich und seiner Krankheit genug zu tun. Mama, Steffi, Wolfgangs Krankheit, wie geht es finanziell weiter, all das ist in meinem Kopf und das Knäuel läßt sich nicht mehr entwirren. Der Kopf gibt keine Ruhe, auch nachts nicht. Sorgen schlafen nicht, und sie schaffen es, ständig auf sich aufmerksam zu machen. Bruno kann natürlich meine Probleme nicht lösen, er kann mir nicht helfen, aber er hört mir zu, ich kann ihm alles sagen, was mich bedrückt. Auch spätabends noch. Und manchmal kann er dabei auch loswerden, was ihn bedrückt. So merkwürdig das klingen mag, aber es hilft mir auch, wenn er sich bei mir aussprechen, seine Sorgen bei mir abladen kann. Wie früher, als wir noch jung waren und noch nicht wußten, was das ist, *Sorgen*. Glückliche Zeiten, als wir kleine Problemchen und Querelen für Sorgen hielten. Wir waren uns schon immer sehr nahe, Bruno und ich. Was ich ihm anvertraue, was er mir anvertraut, es ist sicher aufgehoben und das wissen wir beide. Bruno ist der beste Freund, den ich habe. Ich werde nie mehr einen besseren und ehrlicheren haben, das weiß ich genau. Er hört mir zu, tröstet mich, versucht mir zu raten. Das tut gut. Aber helfen kann auch er mir nicht.
Manche Tage lasse ich mich einfach treiben, ohne Kraft. Ich kann nicht mehr gegen den Strom schwimmen.
Ich kann nicht, gibt es nicht. Höchstens, ich will nicht. Wie oft

habe ich das als kleines Mädchen hören müssen. *Man kann alles, wenn man will.* Also schön, dann werde ich mich entscheiden müssen, ob ich will. Ich fürchte nur, so einfach ist das nicht, denn auch wenn ich nicht will, werde ich trotzdem können müssen. Bedauere dich nicht selbst, flüstert es in meinem Kopf, andere haben auch Sorgen, nicht nur du. Und die Stimme hat recht.

Da ist meine Schwester Veronika. Walter ist sehr krank, und er redet immer häufiger vom Sterben. Wie oft hat sie schon gebangt, wenn er auf der Intensivstation lag, am Beatmungsgerät. Wenn man ihr sagte, daß es ungewiß sei, ob er diese Krise überlebt. Seit Jahren weiß sie, wissen beide, daß der Abschied kommt. Das ist bestimmt nicht einfach.

Oder mein Bruder Anton und meine Schwägerin Regina. Sie mußten jahrelang zusehen, wie ihr Sohn, mein Neffe Klaus, an einem Gehirntumor litt und schließlich nach sechsjährigem Auf und Ab, nach mehreren Operationen unter Qualen gestorben ist. Er hat an meinen Händen seinen letzten Atemzug getan, und ich werde den Moment nie vergessen, als er ging. Seine Augen haben sich geöffnet und strahlten richtig, so als ob er etwas wunderschönes gesehen hätte. Aber Anton und Regina leiden immer noch darunter. Klaus war knapp über dreißig, und ein Kind hergeben, heißt ein Stück von sich selbst hergeben.

Und meine Tante Rosi, Mamas und Steffis Schwester. Als ganz junge Frau bekam sie Rheuma, ich weiß nichts anderes, als daß Tante Rosi im Krankenhaus war oder zur Kur. Sie hatte unzählige Operationen, qualvolle Therapien mit Cortison und noch qualvollere Nebenwirkungen. Ihre Hände sind ganz verkrüppelt, sie sitzt seit Jahren im Rollstuhl und kann gar nichts mehr machen. Letztendlich mußte sie auch noch beide Augen hergeben. Bewegungsunfähig, blind, welch ein Schicksal. Und ihre Familie? Mein Onkel Heinrich hatte immer eine kranke Frau, meine Cousine Gundi kennt nichts anderes als eine kranke Mutter. Seit Kindertagen.

Also, sagt die Stimme, reicht das für's erste oder brauchst du noch mehr Beispiele? Sei zufrieden, woanders gibt es auch Sorgen. Du brauchst überhaupt nicht so weit zu gehen.
„Wie glücklich ist der Mensch, den Gott zurechtweist! Wenn er dich jetzt erzieht, lehn dich nicht auf! Die Wunden, die er schlägt, verbindet er, denn seine Hand schlägt zu, doch heilt sie auch. So oft dich auch das Unglück treffen mag, er wird dir helfen und dem Schaden wehren." (Hiob 5, 17-19)
Bei aller Grausamkeit, das Buch Hiob ist mir in diesen Zeiten dennoch oft ein Trost. Zugeschlagen, lieber Gott, hast du eigentlich schon oft, ich würde mir wünschen, daß deine Hand nun anfängt zu heilen. Das Buch Hiob, schrecklich und tröstlich zugleich.

Du bist nicht Hiob, schreit die andere Stimme, der Rebell, laut dagegen, und diese Argumente sind auch nicht schlecht: *Was ist dann mit denjenigen, bei denen alles klappt, die vor Glück überhaupt nicht mehr wissen, was Sorgen sind? Die hocherhobenen Hauptes über Leichen gehen um ihres eigenen Vorteils willen? Die aus dem Pech anderer eigenes Gold machen? Ist das gerecht?*

Gerechtigkeit. Ging es bei Hiob um Gerechtigkeit? Eigentlich nicht. Es ging um eine Wette des Satans mit Gott. Makaber eigentlich, doch schlußendlich hat der Satan doch nicht gewinnen können. Ich bin weit davon entfernt, gleich Hiob zu behaupten, niemals Schuld auf mich geladen zu haben. Niemand ist ohne Fehl und Tadel. Aber wir haben uns immer bemüht, nach den Geboten Gottes zu leben, so wie unsere Eltern uns das vorgelebt haben. Also Strafe für irgendeine Verfehlung oder Prüfung der Treue zum Glauben? Tausend Gedanken schwirren in meinem Kopf, tausend Fragen. Aber keine einzige Antwort.

Mama nimmt seit Jahresanfang permanent ab. Es steht ihr zugegebenermaßen gut, und der größte Spaß ist die Anschaffung der neuen Kleider, weil die alten alle zu weit geworden sind. Es ist ihr immer noch sehr wichtig, chic auszusehen, gut frisiert zu sein. Auch Steffi hat Spaß am Einkaufen, ihre Garderobe mußte von Grund auf erneuert werden. Wie oft habe ich den Satz gehört: Ja, das nehmen wir, das kleidet mich gut. Geschmack hatte sie schon immer, einen exquisiten und meist sehr teuren Geschmack.
Wir waren in den vergangenen zwei Monaten oft in der Stadt, meist sogar mit Wolfgang. Für Steffi waren diese Ausflüge Balsam. Einkaufen, Leute treffen, ins Café gehen oder sogar ins Restaurant. Mir schien sie in diesen Wochen eher aufzublühen, aber ich bin vorsichtig geworden.

Ein großes Ereignis für die beiden war, wie eigentlich jedes Jahr, Raffaels Geburtstag am 10. Februar. Zwanzig Jahre alt ist er geworden, wir haben richtig gefeiert. Mit Sekt angestoßen und ihn hochleben lassen, Späße gemacht und viel gelacht. In dieser Nacht habe ich richtig gut geschlafen, das hatte nicht nur mit dem Sekt zu tun. Selten bin ich in den vergangenen Monaten so fröhlich aufgestanden, sogar Raffael ist sehr spontan aus dem Bett gekommen, nicht so zähflüssig wie sonst. Was Wunder eigentlich, es war Freitag und am Abend sollte die große Party mit den Freunden steigen. Da war für unseren Sohn „stressless“ angesagt, Mama und Papa mußten bei Laune gehalten werden.
Der 11. Februar 1994, der Tag, der so froh begonnen hatte. *„Den Vogel, der am frühen Morgen singt, holt am Abend die Katze.“* Einer der Sprüche meiner Großmutter, Sprüche, die wir immer belächelt hatten. An diesem Tag wird er bittere Wahrheit. Was am frühen Morgen so froh geklungen hat, am Abend war es ein Klagelied. Nur nicht Raffael den Spaß an seiner Party verderben, nur nichts anmerken lassen. Reden wir morgen darüber. Morgen ist auch ein Tag.

„Lache, Bajazzo“, das hab ich gut gelernt in diesen letzten beiden Jahren. Also lächle ich. Beim Mittagessen, nachmittags beim Vorbereiten für die Party, abends, als die jungen Leute kommen. Manchmal trifft mich Wolfgangs Blick, fragend, sinnend und manchmal schaut mich sogar Raffael merkwürdig an. Aber keiner sagt was. Erst spätabends, als Mama und Steffi im Bett waren, als wir der Jugend noch viel Spaß gewünscht hatten, löste sich der Knoten etwas. „Was ist los?“ Den ganzen Nachmittag habe ich diese Frage befürchtet und doch herbeigesehnt. Darüber reden können. Auch wenn es eine Entscheidung von mir fordern würde. Die Entscheidung, endlich zuzugeben, daß die Ärzte mit Mamas Diagnose recht haben. Mir eingestehen, daß all das, was ich in den vergangenen Monaten immer bagatellisiert, verdrängt, vom Tisch gefegt, ignoriert hatte, einen sehr ernsten Hintergrund hat:
MORBUS ALZHEIMER.

„Mama hat mich heute morgen gefragt, warum es bei mir so aussieht, Geschirr rumsteht und eine Menge Gläser.“ Schweigen auf Wolfgangs Seite. Sie hat nicht mehr gewußt, daß wir am Vortag Raffaels Geburtstag gefeiert haben. Auch nicht auf Steffis fast entrüstetes „aber, Resi“. Dann, als ihr das bewußt wurde, hatte sie Tränen in den Augen. Wieder eine Weile später hat sie dann plötzlich gelacht und gemeint: *„Ach ja, der Bub hat ja Geburtstag, ich bin noch nicht ganz wach, hab wohl zuviel gebechert.“* Steffi hat mich bei diesem Satz bedeutungsvoll angeschaut. Das wir mir fast ein Trost. Wenigstens sie wußte, was läuft. Am Nachmittag dann, bei den Vorbereitungen für die Party, reden wir über den Tag zuvor. Mama bestätigt mir alles, was ich erzähle. *Auch das, was nicht stimmt.*
Also hat sie absolut keinerlei Erinnerung an diesen Tag.
Egal, was ich sage, sie stimmt mir immer zu.
Und sie tut so, als ob sie genau wüßte, wovon ich rede.

Sie spielt uns also etwas vor. Wie lange schon?

Ich muß natürlich zugeben, sie hatte in mir immer ein dankbares Publikum. Ich war immer allzu bereit, für alles eine Erklärung zu finden und ihr jedes Argument abzunehmen. Ich habe immer applaudiert und mir jede Vorstellung kritiklos angesehen. Zum erstenmal nach all der Zeit gestehe ich mir selbst ein, daß ich mir etwas vorgemacht habe. Zum erstenmal bin ich bereit zu akzeptieren. Mama hat *diese Krankheit*. Diese blöde Krankheit, für die es keine Heilung gibt. Die sie unaufhörlich verändern wird, bis sie uns nicht mehr erkennt und auch wir sie nicht mehr erkennen werden, weil sie nicht mehr sie selbst sein wird.

Diese Krankheit, mit der wir angeblich zuhause sowieso nicht bis zum Ende werden umgehen können. Diese Krankheit, gegen die ich kämpfen werde mir allen Mitteln und mit viel Phantasie. Wäsche zusammenlegen, gemeinsam den Tag strukturieren.

Wir werden mit dieser Krankheit bis zum Ende ZUHAUSE umgehen können.

Und wieder ein Abschied

März 1994 bis Mai 1994

Drei Monate voller Tränen und Trauer. Walter ist tot. Der Herr hat ihn am Himmelfahrtstag zu sich genommen, nach einem erbarmungslosen Kampf. Bruno war bei ihm, so wie er sich das gewünscht hatte. Noch nicht achtundsechzig, eigentlich viel zu früh. Unsere Silberhochzeit war das letzte Familienfest, das er mitfeiern konnte. Ich glaube, da hat er schon gespürt, daß er nicht mehr lange bei uns sein würde. Er hatte Tränen in den Augen in der Kirche, als er uns gratuliert hat. Aber nachher, im Franziskushaus bei der Feier, da war er richtig gut drauf, hat gelacht und Witze gemacht. Bis spät in der Nacht. Schön, daß wir das noch gemeinsam erleben konnten. Die Sorgen um Mama und Steffi sind in den vergangenen Wochen in den Hintergrund getreten.

Ich glaube, ich habe mich Bruno niemals so nahe gefühlt wie an Walters Beerdigung, und ich habe ihn niemals so bewundert. Er stand da wie ein Fels, seine Predigt war, wie alle seine Predigten, wunderbar und voll Tiefe. Er hatte sich wahnsinnig unter Kontrolle. Den eigenen Vater zu beerdigen, welch eine entsetzlich schwere Aufgabe.

Ein schwerer Abschied auch für uns. Gedanken an die vielen Skatabende, gemeinsames Grillen bei uns oder bei Veronika und Walter. Die Ausflüge in die Pfalz. Aus, vorbei. Erinnerungen und Videofilme, das haben wir noch. Wenigstens das. Sicher, der Tod war letztendlich eine Gnade für ihn. Auch für Veronika, Bruno, Harald und Ralph. Sie mußten ja zusehen, wie er litt. Die Endgültigkeit des Todes, die Lücke, die dadurch entsteht, ist irgendwie unerträglich. Und dann wieder die Frage: *Gibt es in dieser Familie eigentlich auch noch etwas anderes als Krankheit und Tod?*

Selbst jetzt, in der nächtlichen Ruhe in meinem Büro und ohne äußere Einflüsse, ganz allein mit meinem Gedanken, purzelt in meinem Kopf alles wirr durcheinander. Dieses Kapitel wird eine grammatikalische Katastrophe, keine Chronologie, mit Sicherheit keine richtige Anwendung der Zeiten.

Aber – sind Gedanken chronologisch? Dies hier sind niedergeschriebene Emotionen, sie erheben nicht den Anspruch, ein literarisches Meisterwerk zu werden. Von Zeit zu Zeit muß ich mir eben alles von der Seele schreiben, so wie es mir in den Sinn kommt. Ohne Nachdenken, ob die Interpunktion stimmt. Das wird vermutlich auch nie jemand kritisieren können, weil diese Aufzeichnungen außer mir keiner kennt.

Der 27. April kommt mir in den Sinn. Ich kann mich deshalb so genau an das Datum erinnern, weil es der Tag vor meinem Geburtstag war. Wir sind nachmittags vom Einkaufen gekommen, der Anrufbeantworter hat geblinkt. Die Ansage hat Wolfgang und mich starr werden lassen. Es war Veronika, und ich werde mich immer an diese Sätze erinnern:

Ich wollte nur Bescheid geben, Walter liegt auf Intensiv, wird beatmet und die Ärzte geben ihm keine Chance mehr. Ich gehe jetzt wieder ins Krankenhaus, ich darf über Nacht bleiben.

Wir sind an diesem Abend noch in die Klinik gefahren, der Anblick war erschütternd. Veronika ist die Nacht über geblieben und Wolfgang ging am nächsten Morgen um sieben Uhr früh gleich wieder hin, weil ich um zehn Uhr (als kleines Extra zu meinem Geburtstag) zur Magenspiegelung mußte.

Wolfgang kam so gegen neun Uhr aus der Klinik zurück und begrüßte mich mit den Worten: „*Viele Grüße von deinem Schwager, er wünscht dir alles Gute zum Geburtstag.*"
Ich glaube, ich habe ihn angestarrt wie einen Außerirdischen.

Er sei selbst fassungslos gewesen, als er Walter ganz munter im Bett sitzen und frühstücken sah. Denselben Walter, bei dem die Ärzte am Abend vorher Zweifel hatten, ob er den Morgen erlebt. Ein schöneres Geburtstagsgeschenk hätte mir niemand machen können.

Die Magenspiegelung, vor der ich doch etwas Bammel hatte, ließ ich über mich ergehen, ich war fast euphorisch und wollte nur fertig werden, um schnell zu Walter in die Klinik zu kommen. Wir haben meinen Geburtstag im Krankenhaus gefeiert, mit Kaffee und Kuchen. Es war mir vollkommen egal, ob mir irgend jemand zuhause gratulieren wollte. Die waren alle gesund, konnten am Abend wiederkommen.
Unsere Freude dauerte genau zwei Tage. Am 1. Mai brachten wir den versprochenen Fleischkäse mit Bauernbrot vom Kieselbronner Maifest ins Krankenhaus, aber Walter konnte ihn nicht mehr essen. Er lag schweratmend im Bett, mit geschlossenen Augen, nicht ansprechbar. Es könne sich nur noch um Tage handeln, meinten die Ärzte. Aber der Kampf dauerte noch fast drei Wochen. Wolfgang war täglich im Krankenhaus, damit Veronika wenigstens für kurze Zeit ein wenig ausschnaufen konnte, duschen, ein bißchen ruhen, die Beine hochlegen. Sie hatte einen Liegestuhl im Krankenzimmer, ein Bett hat man ihr nicht zur Verfügung gestellt.
In der Nacht vor Christi Himmelfahrt hatte ich einen furchtbaren Traum. Ich sah Walter im Bett sich aufbäumen und nach Luft ringen. Es war vier Uhr früh, Wolfgang war von meinem Schrei aufgewacht und hat mich beruhigt. Am Himmelfahrtstag um drei Uhr nachmittags läutete unser Telefon. Eine schweratmende Stimme flüsterte einen Abschiedsgruß. Wir haben es beide gehört und uns fassungslos angesehen. Ein schlechter Scherz. Walter hatte kein Telefon am Bett. Gleich anschließend sind wir ins Krankenhaus gefahren, Bruno war bei ihm. Er hat uns erzählt, daß Walter die Nacht zuvor um vier Uhr einen schweren Erstickungsanfall hatte. Außerdem

habe er vorhin, um cirka drei Uhr, dauernd gesprochen, immer wieder dasselbe: *Also Leut', ade.*

Wir müssen wohl beide kreidebleich geworden sein. Bruno hat uns nur angesehen, wir haben alle drei eine ganze Zeit geschwiegen. Dann konnte ich wieder reden. Von meinem furchtbaren Traum. Von dem merkwürdigen Telefonat. Die reinste Gespenstergeschichte. Aber Bruno war weit davon entfernt, sie nicht ernst zu nehmen. Im Gegenteil. Von Verbundenheit sprach er, gedanklichem Abschied. Und da wir nicht da waren, kam dieser Abschied über unser Telefon. Obwohl keiner angerufen hatte. Bruno ist Pfarrer, und er sagte das mit vollem Ernst: „*Wir müssen nicht alles begreifen, was zwischen Himmel und Erde geschieht. Wir müssen es nur akzeptieren.*" Walter lag im Bett, nach Atem ringend, er sah aus wie ein uralter Mann. Sein Kampf war verloren. Bruno hatte Veronika nach Hause geschickt. Er hatte seinem Vater versprochen, daß sie das Ende nicht miterleben sollte.

Wir haben uns verabschiedet, wohl wissend, daß dies der Abschied für immer war. Gegen elf Uhr abends sind wir wieder ins Krankenhaus gefahren, irgendwie haben wir beide gespürt, daß Walter gegangen ist. Am Haupteingang kam Raffael auf uns zu. Er war bei Freunden und hatte plötzlich seinen Onkel Walter vor sich stehen sehen. Winkend. Verbundenheit hatte Bruno gesagt. Gedanklicher Abschied.

Walters Abschiedsgruß hatte uns erreicht. Alle drei.

Mama und Steffi haben am nächsten Morgen gleich nach Walter gefragt, unsere Reaktion hat ihnen genügt, wir brauchten nichts mehr zu sagen. Sie nahmen sich bei den Händen und weinten gemeinsam. Auf ihre Art trösteten sie sich, indem sie von früheren Erlebnissen mit Walter erzählten, sie bereiteten sich auf die Beerdigung vor und versuchten sogar, uns zu trösten. Auf eine ganz rührende Art und Weise. Insbesondere Mama war dauernd bemüht, mir „beizustehen" bei den täglichen Arbeiten, Steffi kümmerte sich viel um Raffael, ihr

Trost war auf sehr hohem Niveau von der Wortwahl und stets begleitet von einem gemütlichen Zusammensitzen mit Kaffee, Cognac und natürlich ihrer geliebten Zigarette. Wenigstens in diesen Tagen kam absolut nichts „Merkwürdiges“ vor. Dennoch war in mir kein Triumph, so wie früher. Eigentlich nur die Dankbarkeit, daß Mama momentan eine „Ruhephase“ in ihrer Krankheit durchlebte. Ich hatte akzeptiert.

Erst nach Walters Beerdigung ließ ich zu, mir Gedanken über die weitere Zukunft zu machen. Merkwürdigerweise fühlte ich mich wesentlich besser, seit ich nicht mehr der Diagnose sondern der Krankheit den Kampf angesagt hatte. Der Feind stand vor mir, und ich war bereit, gegen ihn zu kämpfen. Solange dies möglich war. Gewinnen, das war mir klar, war unmöglich. Aber bis zur letzten Sekunde das Leben lebenswert gestalten, mit allen zu Gebote stehenden Mitteln, das war das Ziel, das wir alle miteinander anstrebten. Für Mama, und wenn das Schicksal es so wollte, auch für Steffi.

Seit April bin ich Betreuerin für Mama.
„Zwar verfügt die Betroffene über eine gut erhaltene Fassade, der dementielle Abbau ist jedoch evident“ –
so die Begründung im Beschluß.
Einmal jährlich muß ich einen Bericht schreiben.

Unser „doppeltes Lottchen“

Juni 1994 bis Oktober 1994

Viele Wochen sind vergangen. Wochen, die mir nicht einmal die Zeit gelassen haben, Atem zu holen. Es scheint, daß es auch ein Füllhorn für das Leid der Welt gibt und dieses Füllhorn reichlich über uns ausgegossen wird. Selbstmitleid nützt nichts, ich muß die zwei Streithähne in mir irgendwie besänftigen, muß einen gewinnen lassen. Und so habe ich mich zumindest mit der Möglichkeit abgefunden, daß sowohl Mama als auch Steffi an einer Krankheit leiden, deren Namen ich immer noch nicht aussprechen mag. Nicht daß es mir leicht fällt zu akzeptieren, daß auch unsere Steffi zumindest einen „Abbauprozeß“ durchlebt, ich bin einfach mürber geworden. Nach der Erfahrung mit Mama, der ganzen Auflehnung und dem ewigen Wechselbad der Gefühle ist der Entschluß, künftig alle Kraft für den Kampf gegen die Krankheit einzusetzen und keinerlei Energie mehr zu verschwenden für die Rebellion gegen die Diagnose fast eine Erleichterung für mich.

Also frisch auf. Selbsthilfegruppen, aber wo? Die Krankenkassen wissen hierzu leider nichts, also informieren wir uns überregional. Wolfgang hat von einem Vortrag in Stuttgart erfahren, dort spricht Prof. Konrad Beyreuther von der Universität Heidelberg. Er gehört zu den führenden Kapazitäten in der Alzheimer-Forschung. Die Enttäuschung, aufgrund eines Druckfehlers in der Presse diesen Vortrag versäumt zu haben (Beginn war achtzehn Uhr, nicht wie abgedruckt zwanzig Uhr), war schnell überwunden. Wir bekamen die einmalige Gelegenheit, nach der Veranstaltung im kleinen Kreis mit Prof. Beyreuther zu sprechen. Was für eine wunderbare Chance, mit einem wirklichen Spezialisten zu reden. Auch wenn seine Aussage, daß es weder derzeit noch in absehbarer Zukunft eine Möglichkeit der Heilung geben werde, für mich ernüchternd

und desillusionierend war, so war es doch tröstlich zu erfahren, daß sich weltweit Wissenschaftler mit der Erforschung dieser Krankheit beschäftigten. Und gleich wieder tönte der Rebell in mir: *Wie oft schon war es der Forschung gelungen, überraschende Ergebnisse zu erzielen.* Seit diesem Abend ist der Name Konrad Beyreuther für mich ein Synonym für Hoffnung. Auch wenn diese Hoffnung nach allem, was Prof. Beyreuther zum Stand der Forschung gesagt hat, wahnwitzig ist.
Ich will doch nur hoffen *dürfen.* Hoffen auf das Wunder, auf die Mitteilung in den Medien: „Das Team von Prof. Beyreuther an der Universität Heidelberg entdeckt wirksames Mittel im Kampf gegen die Alzheimer Krankheit."

Bis es so weit ist, kämpfen wir unseren eigenen Kampf in unserer eigenen kleinen Welt. Den Kampf um Lebensqualität, um Lebensfreude. Um Normalität, so lange es geht. Und dazu gehört, daß wir genau wie früher etwas unternehmen, daß wir weiterhin jeden Sonntag zum Gottesdienst gehen und ab und zu anschließend im „Rössle" in Birkenfeld Cevapcici essen. Nicht nur wegen der Cevapcici, hauptsächlich wegen des Wirts. Peter Matkovic ist Jugoslawe und Mama und Steffi unterhalten sich in fließendem Serbisch mit ihm (ich weiß, das ist Kindheit und Jugend, aber trotzdem, sie können es beide noch). Rituale schaffen und einhalten, steht in einem der klugen Bücher. Wir halten uns daran. Ein wichtiges Ritual in unserer Familie ist das Feiern der Geburtstage, vor allem der „runden" Geburtstage. Die waren schon immer etwas besonderes. Mamas 75. Geburtstag am 20. Juni wurde in Kieselbronn nach der Singstunde ganz groß gefeiert. Mama saß auf dem Ehrenplatz, chic im neuen Kleid und frisch frisiert und bekam ihr Ständchen. Natürlich „Wenn ich ein Glöcklein wär" mit einem Solo von ihrer geliebten Waltraud. Anschließend saßen alle gemütlich beieinander bei „Hausmacher und Bauernbrot" von Annemarie und Berthold. Veronika hat gefilmt und dieses Ereignis, wie so vieles, für immer festgehalten. Für Steffi war

dies mal wieder eine Gelegenheit zur Konversation. Mein ehemaliger Schulrektor und seine Frau singen bei uns im Chor, auch Steffi kennt sie seit vielen Jahren und nutzt jede Gelegenheit, mit ihnen über die vielen schönen Abende zu reden, die man in der Vergangenheit miteinander verbracht hat.
Es ist ganz plötzlich geschehen. Mitten im Gespräch hielt Steffi plötzlich inne und fragte die beiden: „*Entschuldigung, kennen wir uns?*" Nicht nur ich war sprachlos, alle am Tisch waren betroffen. Schweigen. Steffi lächelte uns an, aber ihr Blick war anders als sonst. Wir waren alle bemüht, die Situation irgendwie zu meistern. Alle, außer mir. Ich war wie gelähmt. Irgendwie kamen die Gespräche wieder in Fluß und, als ob es dieses Horrorszenario nie gegeben hätte, war Steffi wieder ganz sie selbst. Sie erkannte, wer ihr gegenüber saß, wer neben ihr saß. Sie wußte nicht, was passiert war. Aber wir wußten es.
Familienkonferenz. Zweimal „Alzheimer" im Haus? Jeder, mit dem wir darüber sprechen, erklärt uns sofort für wahnsinnig. Wieder ist es Raffael, der darauf besteht, beide im Haus zu behalten. Erneute Untersuchungen bei Steffi, sie bestätigen den Befund vom Vorjahr. Steffi bekommt Medikamente, die dann anschlagen würden, wenn es sich nicht um Alzheimer handelt. Ich kenne das von Mama. Vier Wochen – wenn dann keine Besserung eintritt, ist die Diagnose klar. Merkwürdig, in jedem der Fachbücher, die wir gekauft haben, steht eindeutig eine Aussage: *Mit letztendlicher Sicherheit kann man einen Morbus Alzheimer erst nach dem Tod durch eine Untersuchung des Gehirns feststellen.*
Deshalb, so die Fachleute, sind Ausschlußdiagnosen ja so wichtig. Es gibt viele andere Demenzerkrankungen, die durchaus behandelbar sind. Aber wer macht diese Ausschlußdiagnosen? EEG, CT, Gleichgewichtstests, mehr wurde nicht gemacht. Das Urteil wurde hauptsächlich aufgrund von Indizien gesprochen, meine ich jedenfalls (der Rebell in mir meldet sich wieder). Aber alle Auflehnung nützt nichts. Kampf ist angesagt. Und wir sind bereit zu kämpfen. Mobilität so lange

es geht. Die Menschenwürde bewahren, das ist, denke ich, am allerwichtigsten. Wir strukturieren den Tag mit festen Abläufen, die tägliche Routine muß irgendwie gemeinsam bewältigt werden. Gemeinsam heißt, beide müssen möglichst selbständig mit den täglichen Dingen des Lebens fertigwerden, natürlich unter unserer Obhut. Das bedeutet, wir müssen einen Weg finden, Mama und Steffi so zu „betreuen", daß sie sich nicht bevormundet fühlen und doch, wenn es brenzlig wird, nicht allein dastehen. Nicht allein bei der Morgentoilette, auch den restlichen Tag. Erfolgserlebnisse schaffen, durch gemeinsame Hausarbeit zum Beispiel. Unterhaltung durch gemeinsame Freizeitgestaltung. Und weiterhin Training des Gehirns. Nach längerer Diskussion hat Mama ihrer Schwester „erlaubt", beim „Schulespielen" mitzumachen. Aber nur (als Nachsatz), wenn sie sich ordentlich benimmt. Der „Lehrplan" muß neu überdacht, erweitert werden. Nicht nur Malen, auch Singen und kleine Gedichte gehören jetzt mit dazu. Und Gymnastik, sogar ein wenig Walzertanzen. Veronika hatte auch noch eine prima Idee: „Melodienraten". Das macht den beiden sehr viel Spaß. Veronika spielt am Keyboard solange, bis eine der beiden die Melodie errät. Sehr zu Mamas Leidwesen ist Steffi meistens schneller als sie. Aber Spaß macht es ihr trotzdem. Ich lasse mich nicht davon abbringen, daß wir durch kontinuierliches Training Fähigkeiten länger erhalten oder sogar wieder erlernen können. Mama hat das bewiesen: „Rock hoch, Hose runter".

Seit mehr als einem Jahr „spielen wir Schule", von Fachleuten belächelt. Nur Heiner, unser Hausarzt, war immer der Meinung, man dürfe nichts unversucht lassen. Wolfgang bemüht sich rührend, sämtliche Studien (und das nicht nur deutschlandweit) aufzustöbern, die sich mit Morbus Alzheimer beschäftigen. Einige Zeit nach dem Gespräch mit Prof. Beyreuther stößt Wolfgang auf einen Bericht über die Memory-Klinik im Schwarzwald. Dort beschäftigt man sich mit „Memory-Training", und natürlich nehmen wir sofort Kontakt auf.

Die Reise dorthin ist für unsere beiden ein großes Abenteuer, Ausflüge machen ist was tolles. Zum Arzt gehen inzwischen auch. Dort sind immer alle so nett, sagt Mama. Und Steffi? Sie genießt die Aufmerksamkeit und auch die Gelegenheit zur Konversation mit dem „Herrn Doktor" – für sie eine Erinnerung an ihre Tätigkeit bei der Kassenärztlichen Vereinigung. Also haben wir uns aufgemacht, um Hilfe zu finden. Mit einigem Erstaunen (und zumindest bei mir mit etwas Genugtuung) ließen wir uns erklären, daß Gedächtnistraining sehr wichtig sei. Nach mehrstündigen Tests kam man zu dem Schluß, daß eine stationäre Aufnahme nicht in Frage komme, zumindest nicht ohne Betreuungsperson, da man seitens der Klinik bei den Patienten voraussetze, daß sie sich im Klinikkomplex alleine zurechtfinden. Eine ambulante Therapie jedoch wird angeraten, Unterbringung in einer Ferienwohnung und tägliche Therapie, mit unserer Betreuung, in der Klinik. Nach längerer Überlegung entscheiden wir uns dagegen und besorgen uns Unterlagen über „Gehirn-Jogging", als Anregung für das, was wir im Grunde genommen schon seit langem machen: Schule spielen.

Die Suche nach neuen Erkenntnissen, nach Studien weltweit lenkt Wolfgang ein wenig von seiner Krankheit ab und gibt seinen Tagen einen Sinn. Jede Fernsehsendung über dieses Thema sieht er sich an, viel neues allerdings ist auch hier nicht zu erfahren. Wolfgang diskutiert viel mit unserem Hausarzt über eventuelle Theorien, die er für sich aus der Literatur als Rückschlüsse zieht. Hochdosierte Vitamintherapie, viel Flüssigkeitszufuhr. Er mißt den beiden jeden Morgen Blutdruck und Puls, führt peinlich genaue Aufzeichnungen, sicherlich mehr, als man normalerweise zuhause machen kann.
Welch ein Weg seit August 1990, seit dieses Wort in unser Leben getreten ist. Wieviel Kampf, in uns, mit anderen, mit der Krankenkasse und mit der Pflegekasse. Damals, im Herbst 1992, wurde Mama vom Medizinischen Dienst begutachtet.

Ob und in welchem Umfang ein „Pflegeaufwand“ besteht. Bei den Verrichtungen des täglichen Lebens, also Waschen, Anziehen, Essen usw. entsteht ein Pflegeaufwand, der in Minuten bewertet wird. Betreuung, Zuwendung, das ist kein Pflegeaufwand. Mobilität erhalten ist nicht gefragt. Mein Einwand, daß eigentlich ständig jemand da sein muß, um Unfälle zu verhindern, wird weggewischt. Man könne die Patienten ja schließlich „ruhigstellen“ und, wenn notwendig auch zeitweilig „fixieren“, damit sie allein bleiben können. Die beiden Balkone von Mamas Wohnung, so der „Fachmann“, seien absolut ausreichend für frische Luft, Spaziergänge draußen seien deshalb nicht unbedingt notwendig und würden daher auch nicht zum Pflegeaufwand gehören. Außerdem, so die abschließende Beurteilung, gebe es keine geeignete Therapie, die Patientin würde ohnehin spätestens in einem Jahr nicht mehr wissen, wer sie sei, wer wir seien und dann langsam (wie ich dieses Wort hasse) „hinüberdämmern“.

Ich kann mich erinnern, daß ich zwar innerlich gekocht habe, aber äußerlich ganz ruhig war. In diesem Haus, so habe ich dem Herrn vom Medizinischen Dienst geantwortet, wird niemand „fixiert“ und niemand „ruhiggestellt“.
An diesem Nachmittag habe ich zum erstenmal gelernt, daß Alzheimer nicht zu den „salonfähigen Krankheiten“ gehört. Komisch, daß mir das jetzt, zwei Jahre später, in den Sinn kommt. Immerhin, Mama bekommt seither stolze vierhundert DM Pflegegeld, um die (Zitat) *„oft auch erheblichen finanziellen Aufwendungen, die notwendig sind, um sich in einer schwierigen Lebenssituation zurechtzufinden“*, tragen zu können. Ich frage mich, ob die Aufwendungen, die notwendig sind für einen Menschen mit der Diagnose Alzheimer, überhaupt bekannt sind.
Oder – ist der viel zitierte strukturierte Tagesablauf in diesem Fall Waschen, Anziehen, Frühstücken, „Ruhigstellen“?

Die Würde des Menschen ist unantastbar, so steht es in unserem Grundgesetz.
Wieviel Würde haben Behinderte?
Wieviel Würde haben Menschen, die verwirrt sind?

Nicht mehr ganz normal, nennt man das. Bestenfalls. Häufiger sind Ausdrücke wie „plem-plem“ oder „nicht ganz richtig im Kopf“ oder auch „verrückt“. Es gibt noch einige solcher Kraftausdrücke. Und wir, für die unsere Mama unsere Mama ist und nicht „eine Patientin“, wir werden von manchen unserer lieben Mitmenschen oft als zumindest *nicht ganz normal* angesehen.

Unser „doppeltes Lottchen“, so haben wir Mama und Steffi liebevoll getauft. Die Blicke, die unsere beiden manchmal treffen, die dummen Bemerkungen, der Umgang „von oben herab“ machen mich oft zornig. Die beiden bleiben doch Menschen, Persönlichkeiten. Sie haben einen Namen. Diese Krankheit macht sie doch nicht zu unliebsam gewordenem Ballast, von dem man sich befreien muß. Und plötzlich taucht in meinem Kopf wieder der Satz auf, den mir einer der Neurologen mit auf den Weg gegeben hat „Vergessen Sie nicht, die Seele lebt“. Wer macht sich schon die Mühe, nach der Seele zu suchen? Der Körper verändert sich, die Persönlichkeit, Fähigkeiten gehen verloren. Das ist es, was wir sehen. Nur die Oberfläche. Lieber Gott, gib uns die Kraft und die Liebe, die wir brauchen.

Pascha, unser Hund, ist an manchen Tagen ein heller Punkt in der Dunkelheit. Er ist für uns alle eine wunderbare Therapie. Sehr anhänglich, tollpatschig, kinderlieb, riesengroß und pechschwarz, bringt er uns mit seinem drolligen Spieltrieb sehr viel zum Lachen. Pascha ist begeisterter Spaziergänger und begleitet uns täglich bei unseren „Frischluftgängen“. Mama und Steffi mögen ihn, aber vor allem Raffael hängt sehr an ihm und diese Liebe ist gegenseitig. In erster Linie nachts, wenn Pascha in Raffaels Bett residiert (trotz meines Protestes, der weder Sohn noch Hund besonders interessiert). Aber – irgendwie ist es ein so friedliches Bild, die beiden aneinandergekuschelt, ein Junge mit seinem Lieblingstier im Arm. Nur daß der Junge fast zwei Meter groß ist und das Kuscheltier so hoch wie unser Eßtisch. Gut, dann sind halt Hundehaare im Bett, aber was soll's. Pascha ist lebhaft, munter und gesund und das ist in unserem Haus etwas ganz außergewöhnliches. Pascha tut Raffael gut.

Der Sommer brachte einen Gast ins Haus. Hannelore, eine Cousine von mir. Wir sind fast gleich alt. Sie hatte als Baby eine Hirnhautentzündung und davon einige Probleme zurückbehalten. Weit mehr Probleme jedoch bescherte ihr ein prügelnder Vater, vor dem sie nur allzu oft schon als Kind zu uns flüchtete. Ihre Mutter (Mamas Schwester Franziska) hatte sich 1965 das Leben genommen, und Hannelore kam ein Jahr nach dem Tod ihrer Mutter, nachdem ihr Vater sie halbtot geprügelt hatte, vom Jugendamt aus in eine Anstalt für Geistigbehinderte. Auch ihre Geschwister wurden dem Vater weggenommen, Stefan und Rosemarie in Internatsschulen untergebracht und der kleine Martin, damals zwei Jahre alt, durfte zu Tante Steffi und wurde dort groß. Alle Bemühungen unsererseits, Hannelore zu schreiben, sie zu besuchen, wurden jahrelang abgeblockt. Alle ihre Versuche, ihre Tante Resi besuchen oder ihr schreiben zu dürfen, hat ihr sogenannter Pfleger vereitelt. Jahrelang bestand sogar Kontaktverbot, unser Schriftwechsel füllt eine Akte. Immer wieder haben wir gemeinsam mit ihrem Bruder Martin versucht, regelmäßige Besuche zu erwirken, vergeblich. Nun war es ihr irgendwie gelungen, von der Frau, bei der sie zwischenzeitlich zum Arbeiten „untergebracht" war, die Erlaubnis zu einem Besuch bei uns zu bekommen, ohne daß ihr „Pfleger" es wußte. Nach all den Jahren der Kontaktsperre, nach allen vergeblichen Nachforschungen über ihren Verbleib, blieb mir fast die Sprache weg, als ich ihre aufgeregte Stimme am Telefon hörte: „Darf

ich euch besuchen?“ Natürlich durfte sie. Mama und Tante Steffi freuten sich wahnsinnig, waren tagelang beschäftigt, sie auszufragen und sie gab allzu bereitwillig Auskunft. Hannelores Lebensgeschichte wäre Material genug für ein Buch, denn in diesem Sommer fanden wir heraus, daß sie niemals unter Pflegschaft stand. Der Pfleger hatte sich selbst dieses Amt „verliehen“. Sie war fast zwanzig Jahre lang als Putzkraft benutzt (oder sollte ich sagen mißbraucht?) worden, mit viel Strenge so weit gebracht, daß sie sich nicht auflehnte gegen das Regiment, dem sie unterworfen war. Eine unglaubliche Geschichte. Gefangen hinter Anstaltsmauern. Die langen Jahre dieser „Behandlung“ hatten ihre Spuren hinterlassen. Hannelore war verängstigt, übernervös, aber immer noch hatte sie die Sehnsucht im Herzen, bei der Familie sein zu dürfen. *Sie durfte.* Nach allem, was wir herausgefunden hatten, war es allein ihre Entscheidung, wo sie wohnen wollte. Und sie wollte bei ihrer Tante Resi wohnen. Dort, wo sie schon als Kind immer Schutz und Liebe gefunden hatte. Sie war rührend in ihrem Bemühen, sich nützlich zu machen, um uns zu überzeugen, daß sie uns doch helfen könnte. Im Haushalt oder auch auf Mama und Steffi aufpassen.
Sie brauchte uns nicht zu überzeugen. Erstens hatte sie lange genug gelitten und zweitens könnte sie uns wirklich eine Hilfe sein. Wenn sie einfach nur da war, mit den beiden spazierenging oder Fernsehen schaute. Einfach nur da sein, das wäre für uns schon eine Entlastung. Und so erfüllte sich für Hannelore ein Traum. Sie blieb einfach und niemand konnte sie daran hindern.

Fast zwanzig Jahre war ihr vorgeschrieben worden, mit wem sie Kontakt haben durfte, wurde ihre Post kontrolliert, und das alles ohne jede Rechtsgrundlage. Amtsmißbrauch nenne ich das, schlicht und ergreifend. Nun war sie frei, keine Vorschriften, mit wem sie reden, wohin sie gehen durfte. So wie die merkwürdigen, altmodischen Kleider, die man ihr dort aufgezwungen hatte, aus ihrem Leben verschwanden, verschwand auch allmählich die Angst. Sie hatte sich eingelebt, und sie erzählt jedem, der es hören will, daß sie hier nie wieder weg möchte.

Natürlich bleiben wohlgemeinte Kommentare wie „Habt ihr noch nicht genug?" oder „Daß ihr euch das auch noch aufhalst, das ist doch schließlich eine Riesenverantwortung" bis hin zu der reizenden Bemerkung „Dann habt ihr euer Irrenhaus ja beieinander" nicht aus. Wir sehen das anders. Für uns ist durch Hannelores Einzug sogar vieles leichter geworden. Ich brauche nicht mehr mitten in der Nacht ins Büro, um ab zehn Uhr für meine beiden oben da zu sein. Hannelore (die endlich selbst mal ausschlafen darf) steht mit den beiden auf, sie frühstücken gemeinsam, mit viel Geschnatter.
Endlich ein wenig durchatmen. Ohne Hast einkaufen gehen. Und auch ein wenig mehr Freizeit für Raffael, der bislang immer da sein mußte, wenn wir aus dem Haus gingen.
Vielleicht können wir ja nun auch ab und zu mal etwas gemeinsam unternehmen, Wolfgang, Raffael und ich. Wir und unser Sohn, so wie früher, bevor dieses schreckliche Wort in unser Leben getreten ist. Lebensfreude, Lebensqualität, zur Abwechslung auch mal für uns?
Die neue „Freiheit" ist uns nicht lange vergönnt.

Meine Gedanken sind wieder in der Gegenwart angekommen. Einer Gegenwart, die nicht zu den sonnigen Oktobertagen paßt. Wolfgangs Zustand hatte sich seit Wochen permanent verschlechtert. Ende September wurde er erneut operiert. Gott sei Dank hatte er die psychische Kraft und mit seiner neugewonnenen positiven Lebenseinstellung trug er zunächst alles sehr gefaßt, zumindest nach außen. Eine Weile, dann lächelte er nicht mehr. Wer kann ihm das verdenken?
Zuerst Bangen, daß alles gutgeht, dann Hoffen, daß sich der gewünschte Erfolg einstellt. Und schließlich, nach Bangen und

Hoffen die Gewißheit, daß die nächste Operation spätestens Ende November durchgeführt werden müsse. Noch mehr Bangen, noch mehr Hoffen, noch mehr Schrauben. Auf daß es uns nur ja nicht zu wohl werden möge. Wolfgang ist noch nicht mal siebenundvierzig Jahre alt. Wie sagt der Volksmund so schön „ein Mann in den besten Jahren".
Manchmal würde ich gerne laut schreien.
Statt dessen darf ich nur einmal tief durchatmen, mir im Geist einen Tritt in den eigenen Hintern geben, die Farbe Schwarz aus den Gedanken verbannen und mit den Fäusten auf zwei Sofakissen trommeln. Aber auch das hilft (meistens), ist leise und stört niemand. Außer mir. Ich mag mich nicht, wenn ich so destruktiv bin. Wollte ich nicht kämpfen, allen beweisen, daß wir es schaffen?

Der „strukturierte“ Tagesablauf

November 1994 bis Februar 1995

Natürlich war die Adventszeit überschattet von einer gewissen Zukunftsangst. Was wird mit Wolfgang nach der Operation, wird sie Erfolg zeigen oder geht die Schnippselei weiter? Das Damoklesschwert der möglichen Operationsrisiken, hin bis zur Querschnittslähmung, hängt auch diesmal drohend über uns. Die andere Alternative sind Dauerschmerzen, auch mögliche Lähmungen und Inkontinenz. Ich kann ihn verstehen, wenn er das Lachen verlernt hat, und dennoch muß ich ihn zum Lachen bringen. Fragt sich nur, womit. Der Beruf fehlt ihm, durch die Krankheit fehlt ein Teil des Familieneinkommens, das belastet ihn begreiflicherweise. Immer war er der Ernährer, meine Arbeit war mehr Hobby, Zubrot für einen gewissen Luxus, ohne den wir gut ausgekommen wären. Jetzt *muß* meine Arbeit sein, auch das verkraftet er nicht so richtig. Ich verstehe das ja alles, aber – es geht auch an mir nicht so vorbei. Manchmal meine ich, das Lachen ist aus unserem Leben verschwunden. Was habe ich immer gern gelacht, schon als Kind.
Ende November können wir ein wenig aufatmen, die Operation ist zumindest ohne „Nebenwirkungen“ verlaufen, ob mit Wirkung, muß sich noch zeigen.

Wolfgangs Zeit in der Klinik hat uns die Bekanntschaft eines wunderbaren Menschen beschert. Robert Hilger, sein Mitpatient. Mitte sechzig, Mosellaner aus Cochem und immer fröhlich. Trotz der Aussichtslosigkeit seiner Diagnose (Wirbelsäulenmetastasen). Er trägt eine Halsmanschette, die Halswirbel sind vom Krebs zerstört. Schrauben sollen die Wirbel stabilisieren. Der geplante Eingriff wird höchstenfalls Schlimmeres verhindern, sein Leben vielleicht um ein paar Wochen verlängern. Mehr nicht. Er weiß das, und trotzdem hofft er.

Wolfgang und Robert verstehen sich sehr gut, haben viele gleiche Interessen und können gut miteinander reden. Ich denke, in diesen schweren Tagen helfen sich die beiden gegenseitig. In Cochem an der Mosel wird Wein angebaut. Robert Hilger trinkt gerne abends ein Gläschen, und aufgrund seiner Diagnose ist ihm das auch in der Klinik erlaubt. Die ersten Tage bringe ich unsere regionalen Weine mit, am Wochenende kommt seine Frau Lore mit Moselweinen (Transportmittel Puppenwagen). Wir machen jeden Abend Party, auf Moselplatt „en Flasch uff" (oder zwei bis drei) mit wirklich auserwählten Moselweinen und kleinen Häppchen, die ich mitbringe. Bewundernswert, wie dieser Mann den Augenblick genießen kann. Einfach leben, solange es dauert.

Robert schafft es trotz seiner schweren Krankheit, uns Mut zuzusprechen, uns zu bekräftigen in unserer Aufgabe mit unserem „doppelten Lottchen". Auch er und seine Frau haben die Eltern gepflegt, haben sich aufgeopfert. Irgendwie sind wir seelenverwandt und können über alles reden. Das tut sehr gut. Mama und Steffi sind sehr interessiert an allem, was ich aus dem Krankenhaus berichte, sie fragen mich jeden Tag nach Robert. Offensichtlich sind sie doch noch nicht so ganz „daneben", das tut mir sehr gut.

Als Wolfgang entlassen wird, fällt uns beiden der Abschied von seinem Zimmergenossen schwer. Bis zu Roberts OP fahren wir abends in die Klinik, so oft es geht, um ihm Gesellschaft zu leisten und „en Flasch uff" zu machen.

Die OP und ihre Nachwirkungen sind für Robert Hilger ein einziger Leidensweg. Er ist nicht mehr derselbe, kommt mir vor. Unser eigenes Leid wird plötzlich klein und nichtig. Da ist jemand, dem geht es viel schlechter.
Wolfgangs Reha ist für Anfang Januar, nach den Feiertagen, festgelegt. Wenigstens haben wir dadurch die Weihnachtszeit

und die Feiertage gemeinsam. Bei allem Leid, bei aller Frustration, die oft in mir ist, staune ich, wie es dem Kind in der Krippe alle Jahre wieder gelingt, Frieden und Ruhe in die Herzen der Menschen zu bringen. Die Sentimentalität, die sich bei den schönen alten Weihnachtsliedern einfindet, tut ganz gut, löst so manchen Knoten in der Brust. „In den Herzen wird's warm, still schweigt Kummer und Harm." Unsere Gedanken sind oft bei Robert und Lore in Cochem.

Sofern überhaupt möglich, bemühen wir uns um täglich gleich verlaufende Rituale für Mamas und Steffis Tagesablauf. Ausschlafen bis zehn Uhr, Morgentoilette, Frühstück. Blutdruck und Puls messen. Dann kommt die Morgengymnastik, bei offener Terrassentür. Tief durchatmen, Arme hoch, mit den Füßen im Takt der Musik trippeln. Die Stühle sind unsere Gymnastikpartner. Festhalten an der Stuhllehne, rechtes Bein strecken, linkes Bein strecken, die Hüften im Takt der Musik hin- und herbewegen. Es macht den beiden großen Spaß. Wenn es irgend geht, wähle ich bekannte Melodien zum Mitsingen. Singen ist gut für die Seele, sagt man. Anschließend ist die Hausarbeit dran. Staub wischen, Küche aufräumen, Betten machen, Wäsche zusammenlegen. Das klappt alles noch ganz gut.

Kurz vor Mittag noch zwanzig Minuten „Schule". Mittagessen (immer noch mit dem anschließenden „kleinen Käffchen mit Jäckchen" und der Zigarette für Steffi) und dann eine kleine Mittagsruhe. Um fünfzehn Uhr die nächste „Schulstunde", die mit Kaffee und Kuchen belohnt wird. Kuchen und vor allem Torte ist Mamas Leidenschaft. Überhaupt alles, was süß ist. Nach dem Kaffee geht es ein wenig spazieren.
Diesen Teil übernimmt Hannelore, selbstverständlich zusammen mit Pascha. Nach der „Frischluft" ist dann der Kopf wieder klar für die Geistesarbeit.
Unser „Lehrplan" ist vielseitig geworden (gelobt sei der Com-

puter). Fünfzehn bis zwanzig Minuten immerhin ist die Aufmerksamkeit noch groß, bei Steffi sogar etwas länger. Normalerweise mache ich die Vormittagsschule, am Nachmittag ist Raffael dran (der ist sowieso viel beliebter), am Abend dann Wolfgang. Ruhiges Gleichmaß, das tut uns allen gut. Kleine Erfolgserlebnisse wie ganz richtig ausgefüllte Arbeitsblätter, Gedichte und Liedverse auswendig lernen, geben zumindest kurzzeitig Auftrieb und spornen uns an, diesen Weg weiterzugehen. Leider bleibt es ein einsamer Weg, niemand interessiert sich dafür. Wir werden trotzdem weitermachen. Am liebsten würde ich vielen Menschen von unseren Erfahrungen berichten, aber nicht einmal dort, wo man das gleiche Schicksal hat, will man uns so richtig zuhören. Zwischenzeitlich haben wir nämlich eine „Gruppe pflegender Angehöriger von Demenzpatienten" gefunden und uns dieser angeschlossen. Es ist ein netter Gesprächskreis, mehr nicht. Erfahrungen hat keiner, woher auch. Und sich noch mehr aufhalsen? Dazu noch etwas so Anstrengendes wie „Gedächtnistraining"? Nein, es reicht, den ganzen Tag aufzupassen, daß der Herd nicht angeschaltet wird, ein Wasserhahn läuft oder daß nicht dauernd etwas „in die Hose geht". Kurze Pausen, die man sich nur dann gönnen kann, wenn der Patient schläft, braucht man für sich selbst zum Luftholen.

Nur allzu verständlich. Und Hilfe von außen gibt es nur gegen Bezahlung. „Nachbarschaftshilfe", gut und schön. Wenn man mal jemand zum Aufpassen braucht, zum Spazierengehen. Ein Pflegegeld von vierhundert DM monatlich würde dann gerade für eine Stunde täglich reichen.
Früher war es eigentlich selbstverständlich für die Familien, ihre Alten und Kranken zu umsorgen. Auch Behinderte wurden irgendwie integriert. Meine Erinnerungen gehen zurück in die Kindheit. Da gab es bei uns im Dorf das Fräulein Gertrud, es gab die Lore, den Franzl und den Holzsäger-Adolf. Sie lebten in ihren Familien, die Dorfgemeinschaft trug sie mit, indem sie ihnen einfache Arbeiten, Botengänge zu tun gab

gegen ein geringes Entgelt. Es funktionierte. Uns Kindern wurde von den Eltern immer wieder eingeschärft, daß diese Menschen genauso einmalige Geschöpfe Gottes sind wie wir. Gott hatte sie zwar nach einem etwas anderen Muster erschaffen, aber es gab keinen Grund zum Spott. Im Gegenteil, diese Menschen brauchten etwas mehr Hilfe und Zuwendung von uns, weil sie sich nicht so gut alleine weiterhelfen konnten. Und so konnten sie sich frei in unserem Dorf bewegen, es geschah ihnen nichts, denn jeder hatte ein Auge auf sie. Merkwürdig eigentlich, fast im selben Maß, wie der Lebensstandard gestiegen ist, verringerte sich dieses WIR-Gefühl. Plötzlich gab es die Medien zur Unterhaltung, man brauchte die Großmütter nicht mehr, um Geschichten zu erzählen. Die Kindertagesstätten bekamen Hochkonjunktur, berufstätige Mütter gab es nicht mehr nur, weil die Haushaltskasse dies forderte. Man wollte sich einiges leisten können. Hat der Wohlstand etwa unsere Menschlichkeit langsam und unmerklich aufgefressen? Dann haben wir einen hohen Preis bezahlt für High-Tech, Urlaubsreisen und immer größere Autos.

Wir wollten etwas tun. Also boten wir in der Gruppe an, an zwei Sonntagen im Monat die Patienten zu uns einzuladen, damit die Angehörigen einen freien Tag hatten. Niemand hat unser Angebot angenommen. Begründungen in der Art wie „der Opa sabbert", „die Oma macht in die Hose" ließen mich einerseits lächeln, andererseits traurig werden. Was war daran außergewöhnlich? Das alles wissen wir doch, damit rechnen wir, das hält uns doch nicht ab. Wir sitzen doch eigentlich alle im selben Boot. Der eigentliche Grund aber zeigte sich in einem anderen Satz: „Wir lassen den Opa schon lang nicht mehr in die Öffentlichkeit, so kann man sich mit dem nicht mehr zeigen." Klartext: Wir schämen uns für den Opa, die Oma, den Ehemann, die Ehefrau, die nicht mehr weiß, was sie tut. Wir haben Angst vor Diskriminierung.
Und diese Angst ist berechtigt, berechtigt in einem Land, in

dessen Grundgesetz verankert ist, daß die Würde des Menschen unantastbar sei. Dann müssen wir uns wohl die Frage stellen, wie lange wir ein Mensch sind und ab wann uns das Menschsein abgesprochen wird. Bitterkeit steigt in mir hoch, nicht zum erstenmal. Es ist dieselbe Bitterkeit, die mich jedesmal überkommt, wenn man *uns* bedauert. Wir haben doch diese Krankheit nicht. Wenn ich diese Gedanken aber weiterdenke, wird mir klar, daß die meisten dieser Angehörigen aus der Gruppe sich selbst bedauern für ihr Schicksal, mit einem solchen Patienten „geschlagen" zu sein. Die meisten, nicht alle.

Da ist zum Beispiel Frau Westermann aus Birkenfeld, Wolfgang kennt sie gut. Ihr Mann hat Alzheimer. Nicht nur sie selbst, auch die Tochter und ihre Familie umsorgen ihn, tragen diese Krankheit mit. Eigentlich ist es dort so wie bei uns. Schön, auch das erleben zu dürfen.

Andere Schicksale berühren mich auch, wie zum Beispiel das der krebskranken Frau, die ganz alleine ihren Mann versorgt. Sie erzählt uns, daß der Freundeskreis, selbst die Verwandten sich zurückgezogen haben, und seit sie ihre Brustoperation hatte, sei alles noch schlimmer geworden. Lieber Gott, wie dankbar können wir doch sein. Wir sind eine Familie, wir haben jemanden zum reden, uns fällt nicht die Decke auf den Kopf. Für diese Frau zum Beispiel sind diese Treffen viel zu selten. Gerade in ihrer Situation braucht sie doch selbst jemand, um mit ihren Ängsten fertigzuwerden, ihr Mann kann ihr nicht mehr helfen. Er weiß nicht, wie krank seine Frau ist. Wir telefonieren öfter miteinander, ich denke, das tut ihr gut. Unser Angebot, sich jederzeit an uns zu wenden, wenn sie Zuspruch, Trost oder einfach nur ein Gespräch braucht, nimmt sie nicht wahr. Sie möchte uns, da wir doch zwei Patientinnen zu versorgen haben, nicht auch noch behelligen. Ich finde das schade, sage ihr das auch und wann immer meine Zeit es mir erlaubt, rufe ich sie an.

So vieles, was im argen liegt, wo man anpacken müßte. Wieviele beklagen ihr Schicksal, allein zu leben. Hier könnten sie etwas tun, eine schöne Aufgabe finden.

Wolfgang hat einen Plan entwickelt, und ich finde ihn richtig gut. Wir müssen eine Lobby haben. Wir müssen uns organisieren, gegenseitig helfen. Also einen Verein gründen. Diese Idee läßt ihn nicht mehr los, und er beschließt, dieses Ziel sofort nach der Reha in Angriff zu nehmen.
Nach dem Dreikönigsfest fangen wir an, die Koffer zu packen, am 10. Januar muß Wolfgang nach Badenweiler zur Reha, für mindestens drei Wochen. Da er nicht selbst Auto fahren darf, bringe ich ihn hin, unser Van bietet die Möglichkeit, ihn halbliegend zu transportieren. Seine Begeisterung beim Anblick der Klinik Hausbaden hält sich sehr in Grenzen. Wunderschön gelegen, aber weit, weit weg von allem, mitten im Wald. Schöne Aussichten für jemand, der nicht lang gehen kann, auch möglichst nicht sitzen soll und sowieso keine Lust hat, hier zu bleiben. Es belastet ihn natürlich, was er zuhause zurückläßt, und das bezieht sich nicht nur auf Mama und Steffi. Mir hat der Internist schon vor Monaten die rote Karte gezeigt. Ich mußte damals sechs Wochen lang täglich zur Infusion antreten, um einen stationären Aufenthalt zu vermeiden. Da man sich bei uns zuhause nur bedingt „erholen“ kann, war der Erfolg nicht ganz so langfristig wie erwünscht.
Es war Raffaels Vorschlag, daß ich mich während Wolfgangs Reha von Freitag bis Montag in Badenweiler oder Umgebung einquartiere. Zum einen, um endlich etwas für mich selbst zu tun, zum anderen natürlich, um Wolfgang zu besuchen. Raffael hörte sich meine Bedenken gar nicht an. Er würde das zuhause gemeinsam mit Hannelore gut bewältigen. So ganz überzeugt bin ich nicht von dieser Idee, aber gegen die Übermacht meiner beiden Männer komme ich nicht an. Und die kleine Ferienwohnung, die ich für die Wochenenden gefunden habe, ist wirklich hübsch. Wolfgang konnte sogar den Arzt in

der Klinik davon überzeugen, die Wochenenden mit mir gemeinsam verbringen zu dürfen.
Mama und Steffi haben Wolfgang tausend gute Ratschläge mit auf den Weg gegeben, es gab auch ein paar Tränen beim Abschied. Sie haben keine Zeit zu überlegen, ob es Wolfgang gut geht. Wie bei uns an der Tagesordnung, schlägt das Schicksal gleich wieder zu. Ihre Schwester Rosina, meine Tante Rosi, liegt im Sterben. Sicher, ihr Leiden dauert schon Jahrzehnte. Bewegungsunfähig im Rollstuhl, ohne Augen, doch der Geist immer noch hellwach. Wieviele Krisen hat sie schon überstanden, und wie oft schon war sie dem Tod näher als dem Leben. Sie hat es immer wieder geschafft, mit unglaublicher Willenskraft.
Diesmal hat sie aufgegeben, am 13. Januar schließt sie ihre Augen für immer. Mama und Steffi weinen um ihre Schwester. Sie erzählen von der gemeinsamen Kindheit, den Kriegsjahren und der Flucht. Wir zünden eine Kerze an, beten gemeinsam. Mama sucht ein Bild von ihrer Schwester, stellt es neben die Kerze. Ihr Blick wird nachdenklich, sie schaut auf das Bild, lange. Dann sagt sie mit ganz klarer Stimme: „Bei unsrem Herrgott bist du gut aufgehoben. Grüß mir meinen Mann."
Niemand würde in diesem Moment auf die Idee kommen, daß diese beiden Frauen an Alzheimer leiden könnten. Merkwürdig – seit jenem Tag, als wir Mama gesagt haben, was möglicherweise hinter ihrer Vergeßlichkeit stecken könnte, hat sie dieses Thema nie mehr erwähnt. Dieses „Grüß mir meinen Mann" läßt mir keine Ruhe. Das ist ihr Glaube, den sie zum Ausdruck gebracht hat.

Auch in den nächsten Tagen keine Zeichen von Vergeßlichkeit, bei beiden nicht. Ist die Diagnose vielleicht doch falsch? Ich würde so gerne daran glauben. Aber können sich drei Neurologen irren? Mein Rebell kontert gleich wieder „Hat nicht einer des anderen Meinung einfach übernommen, ohne weitergehende Untersuchungen?"

Am 7. Februar darf Wolfgang nach Hause. Wir haben jedes Wochenende gemeinsam verbringen können, das hat auch mir gut getan. Am Ende des Klinikaufenthaltes ist klar, daß Wolfgang seinen Beruf nicht mehr würde ausüben können. Seinen „Stammtisch der Gefäßchirurgen", von ihm mitgegründet und aufgebaut – nie mehr würde er dieses wissenschaftliche Forum zusammenrufen. Es trifft ihn bis ins Mark.

Mama ist überglücklich, daß sie ihren Schwiegersohn wieder hat. In der ersten Zeit nach der Reha hat sie ihn oft lange angesehen. Irgendwann hat sie ihn dann gefragt, ob ihn „etwas bedrückt". Daß er seinen Beruf nicht mehr ausüben dürfe, fand sie eigentlich nicht schlimm. *„Wir haben daheim genug Krankenhaus, was brauchst du in andere Krankenhäuser gehen. Kümmere du dich nur um uns, da hast du genug zu tun."* Das kam so drollig und doch mit so viel Ernst, daß ich mich frage, wieviele Gedanken macht sie sich wirklich um das, was mit ihr passiert? Was geht in ihr vor? Steffi findet es auch toll, daß Wolfgang jetzt zuhause ist, wegen der Zeit, die man dann wieder füreinander hat. Und wegen der gemeinsamen Zigarette, die sie so sehr vermißt hat. *„Kümmere du dich nur um uns."* Mir scheint, Wolfgang tut das wirklich mit sehr viel Energie. Schön, wenn er eine Aufgabe hat, nicht nur grübelt. Er verwendet sehr viel Zeit mit dem Lesen von Fachliteratur, jede Fernsehsendung, die sich mit dem Thema Altersdemenz beschäftigt, sieht er sich an. Inzwischen ist auch er ein bißchen meiner Meinung, daß die Realität, die wir mit Diagnostik und Therapie erleben, nicht viel mit der Fachliteratur zu tun hat. Mit einem Brief an drei Autoren, Leitende Ärzte an einer Universitätsklinik, möchte er darauf aufmerksam machen und erhofft sich neue Perspektiven. Er hat sich sehr viel Mühe gegeben mit diesem Schreiben, detailliert erste Anzeichen, durchgeführte Untersuchungen und Therapien geschildert. Wir haben nicht einmal eine Antwort bekommen. Schade eigentlich.

Inzwischen haben wir durchgesetzt, daß zweimal wöchentlich eine Ergotherapeutin ins Haus kommt. Das war nicht ganz einfach, zunächst wurde der Antrag abgelehnt, da bei „dieser Diagnose kein Erfolg zu erwarten ist". Ich war so wütend, daß ich den Herrn bei der Krankenkasse gefragt habe, ob wir wieder so weit sind, Entscheidungen über „lebenswertes Leben" zu treffen. Wie damals in Hadamar, wo solche nicht lebenswerten Leben bestenfalls verwahrt, schlimmstenfalls zu Forschungszwecken mißbraucht wurden? Ich weiß, daß dies ein ganz böser Satz war, aber in dem Moment habe ich wirklich rot gesehen. Ob das ausschlaggebend für die Genehmigung trotz der „schlechten Prognose" war, weiß ich nicht, ist mir auch egal. Ich habe für meine beiden wieder einen kleinen Sieg errungen, wieder ein Stück Lebensqualität erstritten. Das allein zählt für mich. Dabei quält mich der Gedanke, daß andere vielleicht ein „Nein" der Krankenkassen kampflos akzeptieren.
Wolfgangs Idee von einem gemeinnützigen Verein in unserer Region, der für alle Betroffenen kämpft, nimmt mehr und mehr Gestalt an. Eine Lobby schaffen. Gemeinsam um mehr Lebensqualität kämpfen. Die Allgemeinheit auf die Situation der Patienten und deren Angehörige aufmerksam machen. Voller Euphorie präsentiert er diese Ideen beim nächsten Treffen unserer Gruppe.
Es gibt fast nur Gegenargumente wie:

- Keine Zeit
- Ich bin bis jetzt allein klargekommen
- Mein Patient macht deshalb trotzdem ins Bett
- Was soll das schon bringen?
- Wir gehen sowieso nicht mehr aus dem Haus, ich laß mich doch nicht dumm anschauen
- Memorytraining, Ergotherapie, wenn das nützen würde, dann hätte unser Doktor uns das schon gesagt

Um nur einige aufzuzählen.

Einige wagen, aufgrund der überwiegenden Ablehnung, auch keine weitergehenden Fragen mehr und bleiben einfach still. Mir scheint fast, als schämten sich manche für ihre Patienten, als wollten sie diese unter Verschluß halten, damit keiner „das Elend sehen muß". Sicherlich auch Resignation. Unsere eigenen Erfahrungen haben uns ja schließlich gelehrt, daß man lieber wegsieht als sich mit „solchen Patienten" auseinanderzusetzen.

Auch unsere Anregung, dann wenigstens ein Telefonnetz aufzubauen, damit man sich innerhalb der Gruppe gegenseitig unterstützen könne, wird im Keim erstickt. Nach dieser „Ernüchterung" konzentrieren wir uns auf unseren häuslichen Bereich und auf den telefonischen Kontakt zu zwei Frauen, die mit ihren Männern allein sind.

Ich habe jetzt eine neue Mama

März bis Mai 1995

Heiner hatte uns angeboten, routinemäßig monatlich einen Hausbesuch zu machen, das ist eine große Erleichterung für uns. Die beiden freuen sich jedesmal sehr, wenn er kommt. Nach all unseren Erfahrungen wünschen wir von Herzen jedem Betroffenen einen solchen Hausarzt an die Seite wie unseren Heiner. Er behandelt die beiden wie vollwertige Menschen, und das tut gut. Vor allem uns. Ich weiß, daß er nicht unbedingt davon überzeugt ist, daß unser „Schulespiel" Erfolg zeigt, aber er sieht sich die Blätter an, die ich manchmal voller Stolz präsentiere (hauptsächlich die ohne Fehler, das muß ich zugeben). Er sagt nichts, aber ich sehe ihm an, daß er meine große Hoffnung auf einen durchschlagenden Erfolg in der Forschung nicht teilt. Aber er steht zumindest dazu, daß es richtig ist, nichts unversucht zu lassen. Sogar Wolfgang teilte in den Monaten März und April meine Ansicht, daß zumindest keine Verschlechterung zu sehen sei und suchte weiter in den Medien nach Berichten über Morbus Alzheimer.

Das Maifest in Kieselbronn wird für Mama und Steffi ein Erlebnis. Bekannte treffen, Zwiebelkuchen essen (Mama hatte früher aktiv mitgewirkt beim Schälen und Schneiden der Zwiebeln), und vor allem im „Florianskeller" mitschunkeln, denn dort spielt der Feuchter Günther Akkordeon, da ist was los. Tags darauf ist „Heinertag" (eine Wortschöpfung von Mama), und natürlich ist das Maifest ein ganz wichtiges Thema. Er darf sich anhören, wen Mama alles getroffen hat (obwohl er niemand in Kieselbronn kennt) und was es sonst noch neues gibt. Und natürlich, wieviele Zwiebeln sie früher geschält und geschnitten hatte. Wie lustig das immer gewesen ist und wie toll die „Backhäusle" in Kieselbronn sind.
Plötzlich hört sie mitten im Satz auf, schaut ihn eine Weile an

und fragt: „Lebt deine Mutter eigentlich noch?“ Und ohne die Antwort abzuwarten, faßt sie mich an der Hand: „Meine Mutter ist schon lang tot, aber jetzt habe ich eine neue Mama.“ Dabei strahlt sie mich an. Ich glaube, in meinem ganzen Leben werde ich diesen Schmerz nicht vergessen. Das war ein Gefühl, als ob mir jemand mit einer Schlinge den Hals zuzieht und gleichzeitig mit einem scharfen Messer in mein Herz sticht. Nichts, was in den vergangenen Jahren passiert ist, hat so wehgetan. Ich war unfähig, auch nur einen Ton hervorzubringen. Heiner zuckte mit den Schultern, sagte aber nichts und verabschiedete sich nach einer Weile.
Abwarten, meinte er beim Gehen, wie sich das weiterentwickelt. Natürlich abwarten, wahrscheinlich war der gestrige Tag zu anstrengend, in einer Stunde wird sie mich nicht mehr Mama nennen. Normalität bewahren, den Tag weiter gestalten wie immer. So tun, als sei gar nichts gewesen. Ob Steffis Kommentar „Das wird schon wieder“ eine Reaktion auf mein Verhalten war oder auf das, was Mama gesagt hat, weiß ich bis heute nicht. Ich habe auch nicht nachgefragt.

Die Mittagsruhe der beiden ließ Wolfgang und mir zumindest eine Atempause. Raffael nichts merken zu lassen, ist uns dann doch nicht gelungen. Seine Antennen haben unseren Kummer empfangen, wir mußten ihm erzählen, was los war. Er hat uns nur stumm angesehen, hat kein Wort gesagt. Dann hat er sich umgedreht und ist nach oben gerannt, zwei Stufen auf einmal nehmend. Kurz darauf haben wir alle drei lachen hören. Raffael machte also wieder mal so schöne Faxen. Wir haben ihn gewähren lassen.

Nach der Mittagsruhe begrüßte Mama uns überschwenglich: „Schau, die Mama und der Papa kommen schon.“

Spielen die Hormone eine Rolle?

Juni 1995 bis September 1995

Wir sind ihre Mama und ihr Papa geblieben. Irgendwie müssen wir uns mit dieser Rolle vertraut machen. Mama ist jetzt unser Kind, sie hat sich so entschieden. Ein Kind muß man bei seinem Namen nennen. Also ist Mama jetzt zu unserem „Resele" geworden. Merkwürdigerweise akzeptiert sie Steffi aber trotzdem als ihre Schwester. Und Raffael ist weiterhin „der Bub" geblieben. Heiner meint, es sei ein Zeichen des absoluten Vertrauens, wenn wir Mama und Papa für sie sind. Trotzdem tut es weh.

Die Ergotherapeutin wurde von Anfang an von beiden sehr positiv aufgenommen, Frau Sauerwein-Dillmann wird immer ganz freudig empfangen. Steffi sperrt zwar manchmal, aber ich denke, das liegt am „Küchenprogramm". Küche war noch nie ihr Ding. So ist eigentlich mehr Mama zu begeistern mit der Herstellung von Obstsalat oder mit dem Kleinschneiden von Gemüse für die Suppe. Vor allem Abwaschen, Staubwischen, sonstige kleine Hausarbeiten sind bei Mama sehr beliebt. Unser Tagesablauf wird immer strukturierter. Die beiden sind in alles integriert. Zum Tagesablauf gehören genauso Vorbereitungen für die Mahlzeiten, das Tischdecken und -abräumen mit anschließendem Spülen (wir ignorieren die Spülmaschine) wie das immer noch beliebte „Schulespielen", Gymnastik und Singen. Regelmäßige Spaziergänge, Besuche bei Veronika und bei Anton und Regina und natürlich die Veranstaltungen der Gesangvereine Kieselbronn und Birkenfeld halten den Kontakt nach außen aufrecht und schaffen genügend neue Eindrücke für die beiden.
Auch der Gottesdienstbesuch am Sonntag gehört dazu, wir sitzen immer ganz vorne (außer Wolfgang, da er nicht sitzen darf, steht er hinten), und vor allem Mama ist ganz dabei.

Zum Empfang der Kommunion dürfen die beiden sitzen bleiben, Herr Nothelfer kommt extra zu ihnen. Nach dem Gottesdienst unterhält man sich auf dem „Kirchplatz", das ist eine sehr schöne Sitte. Besonders toll ist es für Mama, wenn Herr Nothelfer auch dazukommt und sich mit ihr und mit uns unterhält.

Peter, unser Rössle-Wirt in Birkenfeld, empfängt uns jedesmal, wenn wir kommen, mit einem strahlenden Gesicht und serbischen Begrüßungsworten für unsere beiden. Obwohl er weiß, daß die Tischdecke mit Sicherheit verkleckert wird. Mama ißt manchmal mit den Fingern, aber er stört sich nicht daran, bei ihm sind wir immer herzlich willkommen.

Auch in Kieselbronn geht man ganz natürlich mit den inzwischen deutlichen Symptomen der Krankheit um. Es gibt immer jemanden, der aufpaßt, wenn wir auf der Bühne stehen oder Küchendienst haben. Besonders Maria und Franz kümmern sich gerne um die beiden. Maria war früher Kundin in Mamas Schuhgeschäft, außerdem sind die beiden auch Heimatvertriebene, das schafft Gemeinsamkeit. Auch bei Annemarie und Berthold sind wir immer willkommen. Daß wir unsere „beiden Mädels" aus Überzeugung nicht in ein Pflegeheim geben, ist für Annemarie und Berthold eigentlich selbstverständlich. Wir gehen gerne und oft nach Kieselbronn, wo man sich noch freundlich begrüßt, wenn man sich auf der Straße trifft. Das Leben außerhalb unserer vier Wände, die Begegnung mit Menschen, ist für die beiden sehr wichtig.
Ein ganz besonderes Erlebnis war der Besuch der „Pforzheimer Mess". Wir sind sogar Riesenrad gefahren mit den beiden und sie haben es sichtlich genossen. Den Blick von oben auf die vielen Lichter, das bunte Treiben, die vielen Menschen und natürlich gab es eine Bratwurst und Eis.
Immer noch funktioniert „Rock hoch, Hose runter", wir gehen regelmäßig zur Toilette, aber zwischendurch passiert doch

mal ein Malheur. Windelhosen, das habe ich mir geschworen, werde ich vermeiden, solange es geht. Es macht so hilflos, so ein Ding tragen zu müssen und es ist immer noch vermeidbar. Ich habe stapelweise billige Schlüpfer gekauft und nähe jeden Morgen mit Kettstich dicke Mulleinlagen in die Schlüpfer ein. Die lassen sich leicht wieder heraustrennen und wenn dann ein Malheur passiert, wird es nicht als so schlimm empfunden. Rock hoch und Hose runter funktioniert so auch weiter und die „Bereitschaftstasche" im Auto mit frischen Kleidern ist nun wirklich kein Aufwand.

Seit ungefähr vier Jahren haben wir mit dem Babyphon (unserer „Abhöranlage") Tag und Nacht ein Ohr oben in Mamas Wohnung, egal wo wir uns im Haus aufhalten. Es ist zur Gewohnheit geworden, den Empfänger von Raum zu Raum mitzunehmen. Nachts höre ich jeden Atemzug und das beruhigt mich. Ich schlafe zwar, bin aber auch sofort wach, wenn sich an den Schlafgeräuschen etwas ändert. Ich höre sofort, wenn eine der beiden aufsteht und kann dann gleich reagieren. Auch Hannelores Anwesenheit hat daran nichts geändert, ich schlafe sogar ruhiger mit den Geräuschen als ohne.

Wolfgang hat einen Fernsehbericht gesehen, der sich mit dem Zusammenhang von Östrogenmangel und Alzheimer beschäftigt hat. Ein Professor Hesch aus Konstanz wurde interviewt und Wolfgang hat natürlich sofort Kontakt mit ihm aufgenommen. Mama hatte ihre Periode mit vierzig verloren, Steffi sogar schon mit sechsunddreißig, und Hormontherapien waren seinerzeit nicht unbedingt an der Tagesordnung. Um die Reise nach Konstanz zu vermeiden, sollten die notwendigen Untersuchungen hier vor Ort gemacht werden.
Wolfgang war mit Mama und Steffi beim Gynäkologen, um die für die weiteren Entscheidungen von Prof. Hesch notwendigen Untersuchungen durchführen zu lassen. Als die drei zurückkamen, stand Mama in der Tür, den Kopf ein wenig

geneigt, die Hände im Schoß verschränkt wie ein schüchternes kleines Mädchen. Sie lächelte mich verschämt an, senkte den Blick und sagte kichernd wie ein Backfisch: „Was der Doktor mit mir gemacht hat. Aber der Papa war ja dabei." Der „Papa" lächelte auch, also tat ich es ihm gleich, obwohl mir eigentlich das Weinen näher war. Steffi kommentierte den Arztbesuch nicht weiter. Natürlich war ich neugierig, das Ergebnis zu erfahren. Der Gynäkologe würde die Tests machen und die Ergebnisse an Prof. Hesch weiterleiten. Er selbst habe kaum Berührungspunkte mit Demenzpatientinnen, da diese nicht mehr zu Vorsorgeuntersuchungen gebracht würden. Selbst Wolfgang, der weniger zu emotionalen Ausbrüchen neigt als ich, kommentierte diesmal mit sehr viel Sarkasmus: „Warum auch noch Krebsvorsorge beim Frauenarzt, *diese Patientinnen* kriegen ja sowieso nichts mehr mit." Womit wir wieder mal beim Thema waren: *die Würde des Menschen.*

Diese Patienten sperren wir am besten ein. Oder noch besser, wir lassen sie irgendwo aufbewahren. Ich spürte in dem Moment nichts als Bitterkeit.

Aufgrund der Befunde entschloß sich Prof. Hesch zu einer niederdosierten Hormontherapie. Natürlich waren wir uns durchaus im klaren darüber, daß, sollte es einen Zusammenhang geben, eine Hormontherapie vierzig Jahre früher möglicherweise den Ausbruch der Krankheit verhindert hätte. Ob jetzt noch ein Therapieerfolg zu erzielen war, stand in den Sternen, aber unversucht lassen wollten wir nichts. Also wurde die Hormontherapie nach den Anweisungen von Prof. Hesch begonnen, von beiden sehr gut vertragen und nach einigen Wochen war sogar Wolfgang meiner Ansicht, daß zumindest keine Verschlechterung zu bemerken sei. Auch das war für mich ein Erfolg. Wenn wir wenigstens einen Stillstand erreichen könnten, bis neue Therapiewege gefunden werden (diese Hoffnung werde ich nie aufgeben).

Steffi fing im Sommer an, sich die Arme aufzukratzen. Wir schoben das zunächst auf die Hitze. Da sie bei den Insekten sehr beliebt zu sein schien, war sie auch ständig zerstochen. Um ihre Hände anderweitig zu beschäftigen, gaben wir ihr ständig etwas zu tun. Stoffreste zerschneiden, mit denen wir dann Püppchen, die ich genäht hatte, stopften. Besonders beliebt ist inzwischen „Aktenvernichten". Wir schaffen von überall alte Unterlagen herbei, Steffi zerreißt die Blätter mit pedantischer Genauigkeit in kleinste Schnipsel. Stundenlang. Auch die Stoffstückchen sind immer akkurat gleich groß. Mama beschäftigt sich lieber mit dem Ausstopfen der Püppchen. Was wir in jedem Fall als sehr positiv ansehen, ist die Zufriedenheit, die die Beschäftigung den beiden bringt. Inzwischen sind wir Weltmeister im Finden von Aufgaben. Im Sommer hilft uns der Garten dabei. Die Blätter von Zitronenmelisse und Pfefferminze werden abgerupft für Tee, ganz wichtig auch Oregano bündeln zum Trocknen. Gräber gießen gehört auch zu einer sehr beliebten Beschäftigung und wird insbesondere von Mama sehr schnell in den Tagesablauf integriert. Daß die „Mama" nicht immer Zeit hat, weil sie im Büro ist, finden beide nicht so schlimm. Sie haben ja Wolfgang und natürlich Raffael. Frau Sauerwein-Dillmann unterstützt uns sehr, gibt uns wertvolle Tips für die Alltagsbewältigung und stellt sich wunderbar auf die beiden ein. Steffi ist bei der Ergotherapie nicht immer ganz so kooperativ, wie sie sein könnte, aber das ist, glaube ich, eine Art Trotz. Sie fühlt sich irgendwie bevormundet und möglicherweise kommen dabei in ihr Erinnerungen auf an eine Zeit, an die sie sich gar nicht erinnern möchte.

Die „Popowaschmaschine“

November und Dezember 1995

„Rock hoch, Hose runter“ ist nicht mehr so einfach. Mama kämpft meistens mit dem Rock, sie kommt nicht mehr so ganz damit klar. Nur „Hose runter“ wäre sicherlich einfacher, also müssen wir die Garderobe entsprechend umstellen. Bei Steffi funktioniert der Gang zur Toilette zwar noch, auch nachts, aber sie vergißt oft zu spülen. Die Aussicht auf einen Einkaufsbummel überzeugt selbst Steffi, die eigentlich der Ansicht ist, daß lange Hosen sie nicht kleiden. Das Ergebnis dieser Einkaufstour wird zuhause als erstes Raffael vorgestellt. Lange Hosen (mit Stretchbund, ohne Knopf und Reißverschluß) mit passenden Pullis, hübsche Nicky-Hausanzüge und natürlich Schlafanzüge werden unter großem Geschnatter vorgeführt und von Raffael natürlich gebührend bewundert. Der Nachmittagskaffee findet bereits in neuem Outfit statt, Mama streichelt immer wieder den weichen Nickystoff ihres Oberteils und strahlt.
Mamas Feinmotorik läßt seit einiger Zeit nach, der Umgang mit dem Besteck wird schwieriger, auch mit der Schere hat sie Probleme. Die Schritte sind inzwischen „trippelig“. Die Treppe macht aufwärts weniger Schwierigkeiten als abwärts. Aber wir sind ja da. Wir bewältigen den Alltag eigentlich immer noch relativ gut, der Tag-Nacht-Rhythmus ist in keiner Weise gestört. Wir brauchen keine Beruhigungsmittel, es gibt keinerlei Aggressionen, vermutlich ein Verdienst der Johanniskrautdragees. Schlafmittel brauchen wir auch nicht. Die beiden werden durch die Beschäftigung am Tage müde und schlafen wunderbar.

Immer öfter näßt Mama nachts ein. Obwohl wir sie trösten, weint sie jedesmal. Aber Windeln will sie nicht. Ich kann das verstehen, ich würde auch keine Windeln tragen wollen. Die

Schlüpfer mit den eingenähten Einlagen nehmen das meiste auf und Bettwäsche kann man waschen. Und zum Schutz der Matratze gibt es ja schließlich auch etwas. Dennoch mache ich mir Gedanken über die Zukunft. Der sogenannte Krankheitsverlauf ist ja in den Fachbüchern ausführlich beschrieben.

Immer noch warte ich auf das Wunder. Ein wirksames Medikament. Auch wenn ich tief in meinem Inneren genau weiß, daß jedes wirksame Medikament für unsere beiden Mädels zu spät kommt. Wolfgang versucht mich zwar immer wieder zurückzuholen in die Realität, aber ab und zu brauche ich meine Träume, meine Hoffnungen auf das Unmögliche.

Das Mögliche zu tun und dabei nach dem Bestmöglichen zu suchen, so erklärt mir Wolfgang seine Absicht, zur Reha-Messe zu fahren und sich dort umzusehen. Vorbereitung auf die Zukunft. Wir werden Hilfsmittel zur Pflege brauchen, irgendwann. Dann müssen wir wissen, welche Hilfsmittel überhaupt zur Verfügung stehen. Also machen wir uns für zwei Tage auf den Weg, um das Bestmögliche zu finden.
Wahnsinn, was es alles gibt. Irgendwie sogar tröstlich. Egal was kommt, die Pflege zuhause wird immer möglich sein. Am meisten faszinierte uns ein Aufsatz auf die Toilette, der auf Knopfdruck den Intimbereich mit warmem Wasser reinigt und anschließend mit sanfter warmer Luft trocknet. Wir hielten uns lange an diesem Stand auf, ließen uns alles genau erklären. Der Aufsatz paßt auf jede Toilette. Wir brauchen nur noch die Genehmigung der Kasse, aber das sei in aller Regel kein Problem, so der Repräsentant. Als wir ihn allerdings aufklärten, was unsere beiden Mädels haben, schüttelte er den Kopf. Er sei davon ausgegangen, daß es sich um eine Querschnittslähmung handle und vor allem um einen jungen Menschen. Tochter oder Sohn vielleicht. Bei Demenzpatienten halte er eine Kostenübernahme eher für unwahrscheinlich. Wolfgangs Kommentar erstaunte mich dann doch etwas: *„Sie glauben gar*

nicht, was meine Frau schon alles durchgesetzt hat. Das Wort unmöglich gibt es nicht für sie." Danke für das Kompliment, mein Schatz. Du hast recht. Ich will diese „Popowaschmaschine" haben. Nicht weil es mir etwas ausmacht, den beiden den Po zu putzen, sondern weil *ich* mir um nichts in der Welt von jemand den Po putzen lassen wollte. Ich glaube, nichts ist entwürdigender als in diesem Bereich auf fremde Hilfe angewiesen zu sein.

Die Reha-Messe war sehr informativ, wir haben eine Menge erfahren und sehen der Zukunft jetzt doch um einiges gelassener entgegen. Stapelweise Unterlagen werden zuhause gesichtet. Der Antrag für die „Popowaschmaschine" wurde natürlich abgelehnt, ich habe dann persönlich vorgesprochen, um zu erfahren, warum. Der zuständige Sachbearbeiter begründete sein Nein zum einen mit dem Krankheitsbild, setzte aber dann noch die recht bissige Frage obendrauf, ob ich mir zu fein sei, meiner Mutter den Hintern zu putzen.

Nein, habe ich ihm betont freundlich geantwortet, ich bin mir absolut nicht zu fein, aber – *würden Sie sich gerne den Hintern putzen lassen?*
Normalerweise ist das nicht meine Art der Konversation, aber offensichtlich wurde mein Argument verstanden. Unser Antrag wurde ohne weiteren Kommentar genehmigt.
Wir haben unsere Popowaschmaschine.

Frohe Weihnacht – Trauriger Jahresbeginn

Dezember 1995

Die Popowaschmaschine ist der Hit. Meine zwei gehen so gerne zur Toilette, weil das so schön kitzelt. Möglichst zweimal pro Stunde. Auch gut, dann geht nichts in die Hose, und das ist in jedem Fall sehr gut für das Selbstwertgefühl. Natürlich mußten wir uns alle mal da draufsetzen und die Neuheit ausprobieren. Mama hat darauf bestanden, weil das doch so toll ist. Wieder ein kleines Stückchen Menschenwürde, das wir bewahren konnten.

Mama wird täglich ein bißchen mehr unser Kind. Sie reagiert nur noch auf „Resele". Ich habe mich (fast) damit abgefunden, um sie nicht zu verwirren. Weh tut es trotzdem. Vor allem ansehen zu müssen, wie sie tatsächlich zum kleinen Mädchen wird. Sie verliert mehr und mehr Fähigkeiten, inzwischen kann sie nicht mehr lesen und nicht mehr schreiben. Sie kritzelt zwar auf ihren Blättern herum, aber nur wirre Striche. Trotzdem bleiben wir unermüdlich dran am Schule spielen, einfache Reime kann sie immer noch auswendig und sie weiß zum Beispiel auch noch, welche Farbe Tomaten haben. Also keine schriftlichen Arbeiten mehr, nur noch mündliche.

Sehr beliebt ist ein neues Spiel. Auf dem ganzen Tisch verteilt liegen Familienfotos, und die beiden müssen aussortieren, wer zu wem gehört. Dabei entwickeln sich oft Diskussionen und manchmal sogar ein:
„Weißt du noch...?"
Und dann wird versucht, alte Geschichten über die Personen auf den Fotos hervorzuholen.

Weil bald Weihnachten ist, gibt es sowieso viel zu erzählen, viel vorzubereiten und viele schöne Weihnachtslieder zu singen.

Genauso hart wie bei Mama ist mein innerer Kampf mit Steffis Veränderung. Meine Tante Steffi, immer etwas Besonderes, weitgereist, gepflegt, auf gute Manieren bedacht, interessiert an Musik, an Literatur, ein Schöngeist. Meine Tante Steffi, die uns schon als Kleinstkinder mit Messer und Gabel zu essen gelehrt hatte, ißt manchmal mit den Fingern. Nur manchmal zwar, aber vieles zeigt deutlich, daß das, was einmal ihre Persönlichkeit ausgemacht hat, sich Stück für Stück verabschiedet. Außenstehende merken das weniger, denn ihre Umgangsformen und vor allem die Art der gehobenen Redewendungen in reinem Schriftdeutsch hat sie immer noch beibehalten. Da die von ihr häufig benutzten Floskeln allgemeingültig sind, merkt kaum jemand, daß es manchmal doch nicht so ganz passend ist, was sie von sich gibt. Ich bin mir auch nicht sicher, ob sie von sich aus darauf achten würde, wie sie sich kleidet. Ich stelle zwar beide jeden Morgen nach dem Waschen und Anziehen vor den Spiegel, damit sie sehen können, wie chic sie sind, aber manchmal habe ich bei Steffi das Gefühl als ob ihr Blick ins Leere geht. Natürlich *spreche* ich nicht darüber, aus Angst, Wolfgang oder Raffael könnten mir recht geben.

Heiligabend wird mit Spannung erwartet, das Schmücken des Weihnachtsbaumes ist ein Ritual, beide sitzen dabei und bestaunen jede neue Kugel, die Wolfgang aufhängt. Plötzlich fragt Steffi nach ihren Straßburger Kugeln. Mein Gott, das ist Jahre her, daß sie sich daran noch erinnert. Sie hatte damals von ganz besonders schönen Christbaumkugeln gehört, die es nur auf dem Straßburger Weihnachtsmarkt gäbe und uns „eingeladen", mit ihr dorthin zu fahren. Nach einigem Suchen haben wir den Stand auch gefunden. Die Kugeln waren wirklich schön. Steffi hat achtzehn Stück gekauft, riesengroß, glänzend und sündhaft teuer.
Wir hatten mit Pfarrer Nothelfer vereinbart, daß wir unsere beiden Mädels zum Kinderkrippenspiel bringen, um in der Zeit noch einiges erledigen zu können und Veronika abzuholen.

Sie durften „Loge“ sitzen (im Altarraum bei Herrn Nothelfer), und als wir sie abholten, erzählten sie voll Begeisterung, wie schön es gewesen sei.

Zuhause ist inzwischen alles vorbereitet für die Bescherung und eigentlich ist es ein Heiligabend wie immer: Weihnachtsglocken, Weihnachtslieder, Weihnachtgeschenke. Gemütlich miteinander essen und trinken und erzählen. Spätabends dürfen wir zur Christmette gehen, Raffael bringt die beiden ins Bett, Mama strahlt, als sie erfährt, daß „der Bub“ mit hinaufgeht. Nichts deutet an diesem Abend darauf hin, daß am anderen Morgen alles anders sein würde. Am ersten Weihnachtstag hat Mama über vierzig Fieber, glasige Augen und reagiert kaum. Heiner diagnostiziert eine Lungenentzündung. Woher so plötzlich, keine Ahnung. Am Abend zuvor war sie noch quietschfidel.

Sie ißt nicht, sie trinkt kaum. Heiner kommt täglich. Was tun? Wenn wir nichts machen, ist sie in wenigen Tagen tot. Wenn wir das tun, was normalerweise zu tun ist, überlebt sie diese schwere Lungenentzündung (vielleicht). Aber will sie das? Verweigert sie Nahrung und Flüssigkeit aus einem bestimmten Grund oder weil sie zu schwach ist? *Gesundheitsvorsorge* steht im Beschluß des Amtsgerichtes. Ich muß für sie entscheiden, aber wie?

Am anderen Tag ist sie etwas ansprechbar, als Heiner sie untersucht. Sie schaut mich an, in ihren Augen ist Angst. Ich weiß plötzlich, daß ich ihr die Frage stellen muß, was sie selbst will. „Du bist sehr krank. Wenn du Medizin nimmst, wirst du vielleicht wieder gesund. Wenn du keine Medizin einnimmst, dann wirst du sterben. Du mußt uns sagen, was du möchtest. Willst du Medizin oder auch Infusionen haben?“ Sie sieht uns alle der Reihe nach an. Wolfgang, Heiner, Raffael und mich. Und dann, für uns alle vier deutlich erkennbar, nickt sie mehrmals mit dem Kopf. Für mich ein klares Ja zum Leben. Und sie tut noch etwas, als wollte sie beweisen, daß es ihr ernst ist. Sie trinkt die ganze Tasse mit den aufgelösten Medikamenten leer. Doch trotz Antibiotika und Infusionen sinkt das Fieber nicht. Im Gegenteil. Am Silvestermorgen meint Heiner, daß sie wohl das neue Jahr nicht mehr erleben würde. Ich rufe Pfarrer Nothelfer an, er kommt trotz Glatteis und gibt Mama die Krankensalbung.

Irrtum, Heiner. Mama erlebt das neue Jahr und am Neujahrsmorgen ist das Fieber deutlich gesunken. Sie will leben. Vor allem Raffael, der in den letzten Tagen und Nächten oft stundenlang an ihrem Bett über sie gewacht hat, ist überglücklich. Am meisten darüber, daß es ihre eigene Entscheidung war, sich behandeln zu lassen. Am Dreikönigstag ist sie fieberfrei, die Lungengeräusche sind besser und der Sahnetorte kann sie nicht widerstehen.

Steffi verbringt diese Tage meist vor dem Fernseher. Das Schicksal ihrer Schwester scheint sie wenig zu berühren. Aber es scheint nur so, wenn sie sich unbeobachtet glaubt, weint sie. Mir kommt vor, als ob sie nicht mehr fähig ist, ihre Gefühle anderen zu zeigen. Als ob sie sehr darum bemüht ist, gleichgültig zu wirken, alles hinzunehmen ohne Emotion. Gehört das auch zum „Krankheitsbild“, oder gibt es bei ihr doch andere Ursachen? Auch Heiner und Frau Sauerwein-Dillmann teilen unsere Meinung, daß Steffis Seele leidet.

Aber wie können wir ihr helfen?

Jetzt ist Mama wirklich ein Pflegefall

Februar und März 1996

Mama bleibt weiter bettlägerig. Wieder kostet es einige „Überzeugungskraft“ meinerseits, der Krankenkasse die Notwendigkeit von krankengymnastischer Behandlung nahezubringen. Keine Indikation. Diesmal argumentiert Wolfgang, fachlich und emotionslos. Und er gewinnt.

Wir brauchen ein Krankenbett, einen Patientenlift und einen Rollstuhl. Nicht einen gewöhnlichen Rollstuhl, sondern einen gepolsterten, nach allen Positionen verstellbaren Rollstuhl (haben wir auf der Reha-Messe gesehen), zur Vermeidung von Druckstellen. Auch diesmal kann Wolfgang die Kasse mit einem sehr guten Argument überzeugen: Dekubitus-Behandlungen sind sehr teuer.

Der Rollstuhl wird angemessen, das Krankenbett macht die Versorgung im Bett für uns natürlich um vieles einfacher, weil es höher ist als Mamas Bett. Außerdem steht es auf Rädern und ist verstellbar. Wir können jetzt im Bett Fahrstuhl fahren, das findet Mama sehr lustig. Sie kann wieder lachen, nur sprechen kann sie nicht mehr. Kaum noch ein „Ja“. Aber ihre Augen sprechen. In ihren Augen können wir ihre Seele finden, und diese Seele lebt.

Wir müssen nun unseren Tagesablauf neu festlegen. Da Wolfgang inzwischen zum Rentner ernannt wurde (was ihm immer noch schwer zu schaffen macht), kann ich vormittags im Büro bleiben. Da Steffi ohnedies schon immer eine Langschläferin war, darf sie vom Bett aus zusehen, wie Mama versorgt wird. Dabei geht es oft sehr lustig zu (ich kann das alles über Babyphon im Büro mitverfolgen), und allmählich gelingt es uns, unsere Steffi wieder zum Lachen zu bringen.

Da Veronika Weltmeisterin im Filmen und Aufzeichnen von Veranstaltungen aller Art ist, haben wir sämtliche Konzerte unseres Gesangvereins auf Audiokassetten. Mama hört sie sehr gerne, und wenn aus Versehen mal „nur" das Radio angemacht wird, protestiert sie mit einem Laut des Mißmuts. Wenn man sie dann fragt, ob sie den Chor hören möchte, nickt sie. Und diese Frau soll nichts mehr mitbekommen?

Mitte Februar werden der Patientenlift und der Rollstuhl geliefert. Jetzt kann Mama vormittags wieder im Wohnzimmer sitzen „bei de Leut". Der Rollstuhl wird alle halbe Stunde in andere Positionen gebracht, so gibt es keine Druckstellen. Wir haben sogar, oh Wunder, ein sogenanntes „Scalamobil" (haben wir auch auf der Reha-Messe entdeckt) genehmigt bekommen. Könnte das vielleicht daran liegen, daß eine Ablehnung doch wieder nur Protest unsererseits zur Folge hat? Das Scalamobil ist ein Treppenrollstuhl, damit bewältigen wir den Weg nach draußen. Wir möchten nicht, daß Mamas Welt nur noch aus ihren vier Wänden besteht. Leider können wir nicht mehr zum Gottesdienst, denn eine Rollstuhlrampe ins Auto bekommen wir nicht genehmigt.
Mit keinem Argument der Welt.

Schön, daß unsere Kirche über genügend Technik verfügt und schön, daß unser Mesner Herr Ulrich sich Sonntag für Sonntag die Mühe macht, für uns den Gottesdienst aufzunehmen. Und weil Mama ja nichts mitbekommt, brummelt sie auch jedesmal, wenn wir den Gottesdienst im Radio einschalten und strahlt, wenn sie die Stimme von Herrn Nothelfer erkennt. Ich wünschte, alle, die der Meinung sind, sie würde doch nichts mehr realisieren, könnten dieses Strahlen sehen.
Ihre Mimik, ihre Augen sind so beredt, wir verstehen sie.

Die Magensonde

April 1996

Mama muß inzwischen gefüttert werden. Meistens macht das Raffael. Er hat sich an der Schule für Physiotherapie in Langensteinbach beworben und wartet darauf, ob er zur Prüfung antreten darf oder nicht. Die Mahlzeiten erweisen sich als sehr schwierige Aufgabe. Mama sperrt zwar den Schnabel brav auf, aber nach drei bis vier Löffeln vergißt sie zu schlukken. Einige Zeit füttert er seine Oma im halbstündigen Rhythmus, jedesmal drei bis vier Löffel. In der Zwischenzeit versucht er, ihr noch Flüssigkeit einzuflößen. Ende April halten wir gemeinsam mit Heiner Familienkonferenz. Mama bekommt zu wenig Nährstoffe und vor allem zu wenig Flüssigkeit. Also bleibt nur Sondennahrung. Der Schlauch in der Nase kommt nicht in Frage, das werde ich nicht zulassen. Also ein PEG – eine Magensonde. Das ist ein klinischer Eingriff, aber ich will Mama nicht ins Krankenhaus geben. Deshalb muß ich eine Klinik finden, die den PEG ambulant legt. Die Kliniken in unserer Umgebung lehnen ab, doch das Geriatrische Zentrum in Mühlacker hat Verständnis und will den Eingriff ambulant vornehmen. Wolfgang organisiert den Transport und nimmt Verbindung auf mit Fresenius, dem Hersteller der Sondennahrung. Der Krankenwagen holt uns ab, Mama und mich. Wolfgang fährt mit dem Auto.

Mamas Blick spricht Bände. Fragen, Angst, Vorwurf, all das schaut mir entgegen. Hauptsächlich aber Vorwurf. Ich weiß, warum, weiß, was sie bewegt. Wir haben ihr versprochen, daß wir sie niemals aus dem Haus geben. Und genau das tun wir im Moment.

„Keine Angst, Resele, ich fahre mit dir mit, und wir beide fahren auch wieder gemeinsam nach Hause. Und schau, der Papa fährt mit dem Auto hinter uns."

Jetzt ist ihr Blick wieder voll Vertrauen. Vor dem Operationssaal nimmt Wolfgang ihre Hände und verspricht ihr, daß wir beide hier stehenbleiben, bis sie wieder herausgefahren wird. Und tatsächlich, als sie aus dem OP gefahren wird, macht sie die Augen auf. Als sie uns dastehen sieht, lächelt sie und schläft wieder ein. Nach vier Stunden dürfen wir nach Hause. Mama schaut sich um und strahlt. Sie ist in ihrer gewohnten Umgebung, die sie wohl auch erkennt.
Die Kostenübernahme des Krankentransportes wird zunächst abgelehnt. Begründung: Kein Krankentransport für ambulante Behandlungen. Wir haben den Einspruch gegen diese Entscheidung schriftlich formuliert mit einer Gegenrechnung. Transport in die Klinik, drei bis vier Tage stationärer Aufenthalt, Rücktransport nach Hause. Kostenübernahme für den Transport kein Problem. Dagegen steht ein Transport in die Klinik, *kein* stationärer Aufenthalt, Rücktransport nach Hause. Keine Kostenübernahme des Krankentransportes? Das darf doch wohl nicht wahr sein.
Die Ernährung über den PEG funktioniert wunderbar, Frau Bossert von der Firma Fresenius weist Wolfgang ein und kommt anfangs fast täglich ins Haus. Jetzt können wir sicher sein, daß Mama gut versorgt ist und vor allem genügend Flüssigkeit zu sich nimmt. Um den Kaureflex und die Geschmacksnerven zu erhalten, bieten wir ihr immer wieder etwas Süßes an, das mag sie. Pudding, Sahnetorten, Eiskrem oder Fruchtjoghurt. Es funktioniert auch, hin und wieder „testen" wir die Geschmacksnerven mit Kartoffelbrei, dann verzieht sie den Mund und schüttelt den Kopf.
Raffael kümmert sich vermehrt um Steffi, damit sie sich nicht vernachlässigt vorkommt. Die beiden unterhalten sich bei „Käffchen und Jäckchen" über Politik, über die aktuellen Nachrichten der Tagesschau, und Steffi tut zumindest immer sehr interessiert. In jedem Fall genießt sie die Aufmerksamkeit (und vielleicht sogar die Zigarette). Ihre Augen leuchten immer noch auf beim Thema „Ärztekammer".

Der zweite Rollstuhl

Mai bis Oktober 1996

Ich hätte nie gedacht, daß Steffi so rapide abbaut. Das Aufstehen vom Stuhl fällt ihr zunehmend schwerer, sie trippelt nur noch mit kleinen unsicheren Schritten und hat Angst vor der Treppe. Also bringen wir sie als erste mit dem Scalamobil vor das Haus und holen dann Mama. Steffi darf dann ihre Schwester schieben, das ist gleichzeitig für sie eine Gehhilfe. Aber „Grüß Gott miteinander" und „Schönen Tag noch" funktionieren blendend. Draußen wirkt sie wie eine sehr wohlerzogene höfliche Lady, die Probleme mit dem Gehen hat. Mama sitzt in ihrem Stuhl und schaut in alle Richtungen. Wenn sie Kinder sieht, leuchten ihre Augen auf. Weil sie ja nichts mehr mitbekommt (nicht sarkastisch werden).

Trotz all unserer Bemühungen, Steffis Motorik zu trainieren und zu erhalten, trotz Krankengymnastik und Ergotherapie müssen wir im Juli kapitulieren und einen zweiten Rollstuhl in Auftrag geben. Gepolstert und nach allen Seiten verstellbar, genau so einen, wie Mama hat. Und weil Steffi Schwierigkeiten hat, vom Bett aufzustehen, lassen wir auch ein zweites Krankenbett liefern. Als das aufgestellt wird, sagt sie mit Blick zu Mama: „Das ist aber schöner als dein Bett." Höre ich da vielleicht Triumph, geboren aus Eifersucht?

Seit wir den Rollstuhl und das Krankenbett für Steffi haben, läuft sie eigentlich nur noch, wenn sie geführt und festgehalten wird. Vom Schlafzimmer ins Bad, vom Bad ins Wohnzimmer zu ihrem Rollstuhl. Mama wird mit dem Patientenlift („Flugzeug") ins Wohnzimmer gebracht.
Im September ist es dann endgültig so weit, daß wir beide mit dem „Flugzeug" transportieren müssen. Jetzt brauchen wir noch einen Rollstuhl für die Straße, klappbar und wendig.

Die Krankenkasse ist nicht leicht davon zu überzeugen, aber schließlich bekommen wir das Gefährt. Wir haben uns vorgenommen, den Kontakt zur Außenwelt so lange wie möglich zu erhalten. Auch wenn das für viele nicht zu verstehen ist, daß man einen „solchen Aufwand" betreibt.

Steffi wird im November siebzig Jahre alt. Eigentlich ist sie noch viel zu jung, um so hilflos zu sein. Was hatte sie früher immer für Pläne, was wollte sie alles unternehmen, wenn sie mal kann, wie sie will. Reisen, in die Oper gehen und so weiter. Und jetzt? Im Rollstuhl auf einer Dorfstraße gefahren werden statt Reisen, Radio und Fernsehen statt Opernhaus. Ist das fair?

Der rapide Verfall von Steffi ist nicht nur für mich ein Problem. Martin leidet mindestens genauso. Er ist bei ihr aufgewachsen, hat Kindheit und Jugend mit der Frau verbracht, die sie früher mal war. Martin kam mit einer Conterganschädigung zur Welt, er hat keine Finger an der linken Hand. Steffi hat sich darum gekümmert, daß er durch entsprechende Operationen trotzdem greifen kann. Inzwischen ist er selbst Familienvater. Martin und Daniela kommen oft mit den Kindern, obwohl sie relativ weit entfernt wohnen. David ist drei, Samuel noch ein Baby. Ich glaube, bei jedem Besuch ist der Schock größer. Kaum, daß sie zuhört, wenn er ihr von seiner Tätigkeit als Lehrer erzählt. Sie war damals so stolz, als er in den Schuldienst übernommen wurde.
Und die Kinder? Sie beachtet sie kaum. Sie, die früher eine richtige „Kindertante" war, die lustigsten Spiele wußte und so wunderbar basteln und malen konnte.

Steffis 70. Geburtstag

November 1996

Ein großes Fest, ganz so wie das früher üblich war. Etwas Besonderes. Steffis Augen leuchten auf, als wir sie fragen, wen sie alles einladen möchte. Die Frage nach dem Essen ist schnell beantwortet: „Etwas Feines".

Es wird ein wunderbarer Geburtstag, mit vielen Gästen. Martin und Daniela mit den Kindern, Veronika, Bruno mit seiner Familie und so weiter. Steffi „hält Hof" vom Rollstuhl aus. Mama und sie sind besonders chic, frisch gestylt und mit ganz viel Duftwässerchen eingesprüht. Eine kleine Ansprache, dann ein Geburtstagsständchen. Gudrun und Peter, Waltraud und Willi, Veronika, Wolfgang und ich singen für sie, dann stoßen wir an mit Sekt. Nach dem Essen singen wir wieder, klassische, anspruchsvolle Chorliteratur, ganz nach ihrem (früheren) Geschmack. Sie lächelt zwar, aber ob dieses Lächeln nur Fassade ist, ob die Seele auch lächelt? Ich weiß es nicht. Mama strahlt, wie üblich. Sie liebt Gesang über alles und benimmt sich so, als ob das alles ihre Gäste und ihr Fest wären. Veronika filmt. Die Festtafel, die Gäste, das Essen, den Nachtisch, den Kuchen, den kleinen Chor und immer wieder Steffi und Mama. Eine Dokumentation für die Nachwelt? Falls diese (oder irgend jemand sonst) daran interessiert ist. Ich habe da so meine Zweifel. Geburtstagsfeier im großen Stil mit zwei Alzheimer-Patientinnen, wer macht schon so was. *Diese Leute* bekommen doch nichts mehr mit. Was soll das ganze.

„Vergessen Sie nie, die Seele lebt."

Kapitulation

Dezember 1996 und Frühjahr 1997

Der Herbst wird stürmischer, die Welt da draußen ist zu kalt, das Risiko einer Erkältung zu groß. Die regelmäßigen Besuche von Veronika, von Anton und Regina und von Bruno bringen ein bißchen Abwechslung für die beiden. Herr Pfarrer Nothelfer kommt in der Adventszeit zu einer Hausandacht, besonders Mama reagiert sehr positiv, bemüht sich sogar, sich zu bekreuzigen. Als sie die Kommunion empfängt, sind Tränen in ihren Augen.

Wir bemühen uns weiter um Anregungen. Sei es Musik, Erzählungen von früher, Geschehnisse in der Welt, wir behandeln die beiden wie immer. Besonders Raffael geht sehr liebevoll mit ihnen um, versucht sie mit allerlei Scherzen zum Lachen zu bringen, was ihm auch meistens gelingt. Mama „spricht" mit den Augen. Wir haben vereinbart, einmal zwinkern heißt ja, zweimal zwinkern und Kopfschütteln heißt nein. Sie „sagt" oft nein, wenn ihr etwas nicht paßt.

Nun haben wir also zwei sogenannte „Schwerst-Pflegefälle". Komischerweise werden wir jetzt von den meisten so richtig bedauert. Obwohl jetzt eigentlich nichts mehr passieren kann. Keine von beiden steigt allein aus dem Bett oder aus dem Rollstuhl, es kann absolut nichts Unvorhergesehenes mehr vorkommen. Für uns ist damit vieles leichter geworden. Gründlich waschen von Kopf bis Fuß, ein bißchen passive Gymnastik im Bett, anziehen, ins Wohnzimmer „fliegen", Sondennahrung anhängen, mit Steffi essen (das klappt Gott sei Dank noch), alle halbe Stunde die Rollstühle in eine andere Position bringen, nach dem Mittagessen wieder ins Bett „fliegen" zum Mittagsschlaf, Windeln wechseln (jetzt leider nicht mehr vermeidbar), all das ist Routine, normaler „Pflegeaufwand", wie der

Medizinische Dienst das bezeichnet. Etwas zu finden, womit wir den Geist zumindest ein wenig fordern, gestaltet sich da schon schwieriger. Aber wir haben ja Raffael. Er ist immer bemüht, die beiden aufzuheitern, irgendwelche Anekdoten zum Besten zu geben und über die Politiker zu schimpfen. Für mich ist der Kampf beendet, zumindest habe ich aufgegeben, auf das Wundermittel zu hoffen. Unsere beiden sind im Endstadium, das gestehe sogar ich mir ein. Das einzige, was uns noch zu tun bleibt, ist ihnen die Menschenwürde zu erhalten, ihrem Leben Licht zu geben, bevor die Dunkelheit sie endgültig einhüllt.

Das Licht der Weihnacht erhellt das Leben wieder ein wenig. Wir feiern wie immer, erzählen die Weihnachtsgeschichte und singen Weihnachtslieder. Der Zauber der heiligen Nacht, ob er die beiden noch erreicht? Wir feiern auch Silvester mit den beiden, sehen uns von der Dachterrasse aus das Feuerwerk um uns herum an. Die Wünsche zum neuen Jahr sind salzig, von den Tränen, die wir alle in den Augen haben.

Im Mai 1997 stirbt Onkel Heinrich. Erstaunlicherweise reagieren beide mit feuchten Augen. Zur Beerdigung können wir nicht gehen, also machen wir eine kleine Trauerfeier zuhause. Wir zünden eine Kerze an und beten gemeinsam. Erinnern uns an frühere, schöne Zeiten mit ihm und auch an die schweren Kriegs- und Nachkriegszeiten.

Ich bin müde. Zu müde zum Kämpfen und zu müde zum Schreiben.

Es wird sich nichts mehr ändern.

Es wird höchstens schlimmer.

Abschied von Steffi

9. September 1997

Mehrere Monate im Zeitraffer. Es wurde wirklich schlimmer. Der Verfall bei Steffi ist seit dem Frühjahr rapid fortgeschritten. Sie wurde mehr und mehr teilnahmslos, alle Versuche, die Mauer zu durchbrechen, bleiben ergebnislos. Mamas Zustand dagegen scheint mir unverändert. Sie lächelt, sie zwinkert, schüttelt den Kopf und reagiert sehr positiv auf Musik, auf die Stimme von Pfarrer Nothelfer und auf Raffael. Als er freudestrahlend davon berichtet hat, daß er zur Prüfung zugelassen ist in Langensteinbach, tätschelt sie ihm die Hände und blinzelt ihm zu. Steffi reagierte selbst dann kaum, als er die Prüfung bestanden hatte und zum Herbstsemester angenommen wurde. Sie scheint mit dem Leben abgeschlossen zu haben. Zumindest mit dieser Art von Leben. Ich kann sie verstehen. Sie hatte andere Vorstellungen von ihren letzten Lebensjahren. Passivität war noch nie ihre Sache.

Heute ist der 9. September, es geht auf Mitternacht zu. In den frühen Abendstunden hat Steffi ihr Leben ausgehaucht. Nach einem Schlaganfall ist sie still und leise und kampflos von uns gegangen. Wir haben sie an den Händen gehalten und ihr gesagt, daß wir sie liebhaben. Mama hat herzzerreißend um ihre Schwester geweint. Ich kann über ihren Tod nicht weinen, ich weine darüber, daß ihr das Leben so viel schuldig geblieben ist. Ich verstehe sie. Sie hat sich entschieden für den Weg ins Licht, weil sie in der Dunkelheit nicht mehr leben wollte. Das einzige, was wir noch für sie tun können, ist eine stilvolle Beerdigung in ihrem Sinn.
Und wir werden für sie singen.

Doch noch ein Kapitel

September bis Dezember 1997

Wenige Tage nach Steffis Tod haben Til und Melanie geheiratet. Freude und Leid sind nah beieinander, vor allem, so scheint mir, bei uns. Wir hatten uns so auf diesen Tag gefreut. Til ist unser Neffe, nein, eigentlich ist er mehr als das. Er war einige Jahre unser „Teilzeitsohn“, wir durften seine schönsten (Pubertäts)-Jahre mit ihm durchstehen. Kaum zu glauben, aber er trug Wolfgangs Hochzeitsanzug. Stresemannhose und Cut, aus den Achtundsechzigern. Natürlich wurden die beiden von Bruno getraut. Wir haben diese Hochzeit mit gutem Gewissen mitgefeiert, auch wenn manche das nicht verstanden haben, wo wir doch „in Trauer“ sind. Aber wir wissen unsere Steffi gut aufgehoben, ihr Leidensweg ist zu Ende. Sie hat so gerne gefeiert. Ich bin sicher, sie sieht uns zu, wo immer sie auch jetzt sein mag, und lächelt.

Wir haben Mama von der Hochzeit erzählt, sie hat uns dabei sehr aufmerksam angeschaut. Leider hatten wir ihr noch mehr zu erzählen. Waltraud wurde operiert. Brustkrebs. Mama hat auf diese Nachricht sehr emotional reagiert. Jeden Tag zeigt sie auf ihre Brust und schaut uns fragend an. Sie möchte wissen, wie es Waltraud geht.

Es geht Waltraud nicht gut, wenigstens nicht psychisch. Der Befund war nicht so besonders erfreulich, dementsprechend ist ihre Stimmung. Für Wolfgang wird die Vergangenheit wieder lebendig. Seine Mutter ist 1965 mit dreiundvierzig Jahren an Brustkrebs gestorben. Damals hat er begonnen, sich für Homöopathie und Naturheilkunde zu interessieren und in meinem Hausarzt einen wunderbaren Lehrmeister gefunden. Seit dreißig Jahren befaßt er sich mit dem Thema Krebs, insbesondere Brustkrebs. Schulmedizin und Naturheilkunde im Dialog, das ist seine Überzeugung, könnten gemeinsam so viel erreichen. Wolfgang hatte nicht nur unseren Hausarzt als Lehrmeister, er hat neben seinem Beruf eigentlich jahrzehntelang eine Menge Seminare besucht und auch die Prüfung als Heilpraktiker erfolgreich abgelegt. Ich weiß, er wird alles daransetzen, daß Waltraud die beste Therapie bekommt.

Steffi fehlt uns, vor allem Mama schaut oft sinnend auf den leeren Platz, dahin, wo Steffis Bett stand. Auf dem Sideboard im Wohnzimmer steht ein Bild von Steffi. Manchmal faßt sie mit beiden Händen danach und streichelt es. Merkwürdiges Verhalten für jemand, der nichts mehr mitbekommt.

Wir lassen das Jahr still ausklingen, ganz gemütlich, zusammen mit Frank und Elke. Frank ist seit einiger Zeit Chefarzt der Gefäßchirurgie im Krankenhaus Siloah in Pforzheim. Wir kennen die beiden schon lange. Seit Frank seine Stelle angetreten hat, wohnt er im Schwesternheim, bis das Haus, das er gerne möchte (zwei Straßen von uns entfernt) frei ist. Wir vertreiben ihm so manche abendliche Einsamkeit, und auch so manche seiner Hausumbau-Probleme können wir dabei lösen.

Auch Mama scheint die beiden zu mögen, sie freut sich jedesmal, wenn sie nach ihr sehen. Wir begrüßen das Jahr 1998 sicher mit ganz unterschiedlichen Gedanken und ganz unterschiedlichen Wünschen. Ich wünsche mir, daß sich Mama weiter wohlfühlt bei uns. Ihr genügt offensichtlich dieses Leben. Sie ist bei uns, hört uns, sieht uns. Das ist ihr genug. Mama war nie anspruchsvoll. Und ihre Familie war stets ihr Lebensmittelpunkt.

1998 – Auch nicht ohne Sorgen

Januar bis Dezember 1998 in Stichworten

Unser Leben ist eigentlich in den letzten Jahren immer mehr in den Hintergrund getreten. So ganz nebenbei ist Wolfgang im November vergangenen Jahres fünfzig geworden, mein fünfzigster Geburtstag war im April diesen Jahres und Hannelores im September. Wir haben ein gemeinsames Fest daraus gemacht: „Die 150-Jahr-Feier".

Einen Termin zu finden, an dem zwei Gesangvereine und zumindest der größte Teil der Verwandten und Freunde Zeit hatten, mit uns zu feiern, war gar nicht so einfach, aber schließlich gelang es doch noch, einen Tag festzulegen, bevor Wolfgang einundfünfzig wurde.

Wolfgangs schönstes Geschenk ist sein Therapieerfolg bei Waltraud. Sie kann wieder singen. Genauso glockenrein wie vorher. Es hat viele Wochen gedauert, aber schließlich war der Erfolg da, obwohl man ihr in der Strahlenklinik gesagt hatte, daß sie nie wieder würde singen können. Waltraud ist seitdem wieder fröhlich und glaubt daran, daß sie den Kampf gegen den Krebs gewinnen wird.

Wir haben uns angewöhnt, jeden Mittwoch nach der Chorprobe für Mama zu singen. Waltraud, Veronika und ich. Für Mama genügt schon das Wort Mittwoch, um ein Lächeln auf ihre Lippen zu zaubern. Mittwoch ist gleichbedeutend mit „Waltraud kommt". Manchmal kommt Herr Pfarrer Nothelfer noch dazu, Hausandacht mit Kommunion. Mama dankt es ihm mit ihren Augen. Immer noch sind ihre Augen so lebendig, zeigen uns ihre Gefühle, ihre Seele. Kein „leerer Blick", wie in der Fachliteratur beschrieben.

Im September feierten Frank und Elke den Einzug in die Schulstraße in Gräfenhausen. Nach vielen Schwierigkeiten, zuerst mit den Vorbesitzern, dann mit den Handwerkern, war das Werk endlich vollbracht und konnte eingeweiht werden. Mama durfte an allem teilhaben, dank Veronikas Technik gibt es von allem Audiokassetten und wir haben ihr haarklein jedes Detail erzählt.

Eine Woche vor unserem großen Fest feierten Berthold und Annemarie ihren vierzigsten Hochzeitstag. Nach einem wunderschönen Tag mit Gesang und Klavierkonzert gingen wir am Abend auseinander mit den Worten: „In einer Woche feiern wir dann weiter." Am anderen Morgen erlitt Berthold einen schweren Schlaganfall. Für ihn fiel die Feier aus, er lag im Koma und Annemarie saß an seinem Krankenbett. Wir konnten unser Fest nicht mehr absagen, aber so richtig feiern konnten wir auch nicht. Die Sorge um Berthold war zu groß. Dreißig Jahre Freundschaft verbinden uns mit Berthold und Annemarie. Dreißig Jahre, in denen wir so manches gemeinsam erlebt und durchlebt haben, füreinander da waren.

Mama hat die Nachricht von Bertholds Schlaganfall mit Tränen aufgenommen und jeden Morgen mit ihren Augen gefragt, wie es ihm geht.

Wolfgang war fast jeden Tag im Krankenhaus, wir haben versucht, Annemarie beizustehen, sie aufzurichten. Frank und Elke, die sich inzwischen auch mit den beiden angefreundet hatten, standen ihr zur Seite, aber ihre Verzweiflung konnten wir ihr alle nicht nehmen. Nach sechs Wochen Koma hielten die behandelnden Ärzte es für nahezu aussichtslos, daß sich sein Zustand noch wesentlich verändern würde. Sie hatten ihre Rechnung ohne Raffael gemacht. Er hatte mit einem seiner Dozenten in Langensteinbach über Bertholds Zustand und eventuelle Reha-Maßnahmen gesprochen und erreicht, daß man Berthold aufnahm. Mitte Dezember wurde er – inkontinent, halbseitig gelähmt und noch immer kaum ansprechbar – dort aufgenommen. Bereits zwei Wochen später war ein Wunder geschehen. Bertholds Zustand hatte sich so weit gebessert, daß wir ihn an Heiligabend für einige Stunden zu uns nach Hause nehmen durften. Die Feuerwehr Kieselbronn, deren Kommandant er war, hat den Transport übernommen und ihn gemeinsam mit Annemarie abgeholt. Wir haben miteinander Weihnachten gefeiert. Berthold und Mama zwar im Rollstuhl, aber das war uns egal. Wir hatten allen Grund, dankbar zu sein. Mama zeigte immer noch so viele Reaktionen und Berthold hatte allen Prognosen zum Trotz das Bewußtsein wieder erlangt, konnte sogar wieder etwas sprechen. Raffaels Kampfgeist hatte recht behalten. Man darf niemals aufgeben. Weihnachten 1998 waren sehr frohe Weihnachten. Nach einem turbulenten Jahr (was bei uns eigentlich nichts Außergewöhnliches ist).

In der Zeit zwischen den Jahren haben wir etwas Ruhe gefunden und uns auch ein wenig Zeit für uns genommen. Wolfgang informierte sich weltweit über neue Behandlungsmethoden bei Brustkrebs. Waltraud soll die bestmögliche Behandlung bekommen, das hat er sich vorgenommen.
Das neue Jahr haben wir wieder gemeinsam mit Frank und Elke begonnen. Ruhig und entspannt, mit guten Gesprächen und leiser Musik. Um Mitternacht konnten wir sogar mit Mama anstoßen. Frank und Elke sind so lieb zu Mama und immer für uns da. Es ist ein beruhigendes Gefühl, wenn ein Arzt und eine Krankenschwester um die Ecke wohnen. Für den Notfall, der ja meistens nachts oder sonntags eintritt.

Ein neues Jahrtausend beginnt

Rückblick 1999

Ein ganzes Jahr lang hatte ich keinen Grund und auch keine Zeit, mich bei meinem Computer „auszuheulen“. Kaum vorstellbar nach der Berg- und Talfahrt der vergangenen Jahre. Mamas Zustand war bis auf kleine Krisen, die mit Heiners und Franks Hilfe schnell überwunden waren, erstaunlich stabil geblieben. Die Ständchen am Mittwochabend sind immer noch ein Höhepunkt in ihrem Leben, ebenso die Hausgottesdienste mit Herrn Pfarrer Nothelfer.

Bestimmt ihr absolut schönster Tag in diesem Jahr war der 20. Juni. Ihr achtzigster Geburtstag. Wir hatten sie gefragt, ob sie ein großes Fest haben möchte, und sie hat genickt und gelächelt. Also haben wir ein großes Fest ausgerichtet. Vormittags war der Bürgermeisterstellvertreter zum Gratulieren da, sie konnte zwar nicht mit ihm reden, aber sie hat ihm aufmerksam zugehört.

Das eigentliche Fest begann um sechzehn Uhr, nach dem Mittagsschlaf, das ist ihre beste Zeit. In ihrem Rollstuhl, fein zurechtgemacht, hat sie ihre Gäste empfangen. Anton und Regina, Anni und Jürgen mit den Kindern, Veronika und ihre Kamera, Bruno, Raffael, Wolfgang und ich waren als erste bei ihr oben. Bei uns unten auf der Terrasse saßen zwar noch viele Gäste, aber wir wollten uns abwechseln, damit es nicht zu viel für sie wird. Als Herr Nothelfer kam, strahlte sie richtig. Und das ist keine Einbildung von mir, die Kamera hat alles festgehalten. Viele ihrer ehemaligen Sängerkameradinnen von Kieselbronn waren gekommen. Herr Nothelfer hat einen Gottesdienst gehalten, umrahmt von Chorgesang. Manche Töne waren nicht ganz so rein, wie sie hätten sein können. Die Sängerinnen hatten teilweise einen Kloß im Hals, so überwältigt

waren sie von Mamas Reaktion.
Es wurde oben und unten gefeiert, die Gäste wechselten sich ab, und Mama genoß diesen Tag sichtlich.
Vergessen Sie nie, die Seele lebt.

Ich werde niemals zulassen, daß jemand behauptet, Mama hätte ihren Geburtstag nicht mitbekommen. Wir haben dreißig Zeugen, die dagegen stimmen. Und eine Videoaufnahme.

1999 war für uns eigentlich ein schönes Jahr. Wolfgang hat sich stabilisiert. Er hat sich im Haus einen Behandlungsraum eingerichtet und denkt tatsächlich darüber nach, sich intensiver mit seinem Lieblingsthema Krebstherapie zu beschäftigen. Der Erfolg bei Waltraud hat ihn motiviert. Waltraud geht es immer noch gut, zwei Jahre sind geschafft. Das ist bei ihrem Befund ein Erfolg.

Die ganze Welt ist aufgeregt. Mit dem Ende dieses Jahres beginnt ein neues Jahrtausend. Die Computerwelt befürchtet einige Katastrophen, wochenlang war von nichts anderem mehr die Rede als von den möglichen Problemen, die auf uns zukommen. Der Strom könnte ausfallen und somit die Versorgung der Patienten in den Krankenhäusern. Nur eine Variante. Überall wurde Vorsorge getroffen. Für uns war die ganze Hektik relativ bedeutungslos. Wir waren Katastrophen gewohnt. Einem möglichen Stromausfall könnten wir mit Kerzen begegnen. Unser Haus hat Bodenheizung, so schnell würde es also nicht auskühlen. Und wenn, wir haben Gasheizer, für alle Fälle. Mamas Sondennahrung konnte notfalls auch ohne Pumpe verabreicht werden und das Silvester-Fondue wird ohnedies auf dem Spirituskocher bereitet.

Frank mußte natürlich vor Mitternacht in die Klinik, es könnte ja doch was passieren. Er hätte dableiben können.

Das letzte Kapitel

In fünf Jahren nicht eine einzige offene Stelle, kein Dekubitus, keine Probleme mit der Magensonde. Wolfgang darf stolz sein auf sein Pflegekonzept. Mamas immer noch strahlende Augen sind das größte Geschenk für uns. Diese Augen sind jede Mühe, jede Anstrengung wert. Und jedes Mittwochständchen.

Ende März wird Mama zusehends schwächer, sie reagiert kaum noch. Nicht einmal, als Waltraud sie besucht. Am Abend des 5. April kommt Herr Nothelfer, um sie mit den heiligen Sterbesakramenten zu versehen. Raffael sitzt fast die ganze Nacht an ihrem Bett und hält ihre Hand, er weigert sich loszulassen. Lange. Bis er begreift, daß seine Oma gehen will.

In den frühen Morgenstunden am 6. April verläßt uns Mama für immer. Ihre Seele ist jetzt frei. In mir ist nichts als Dankbarkeit, daß es uns vergönnt war, sie auf ihrem Weg in die Dunkelheit zu behüten und zu beschützen.

Wir nehmen Abschied mit einem Gottesdienst, wie sie ihn sich gewünscht hat. Chorgesang, eine schöne Predigt und Gemeindelieder. Dann sollten alle, die da sind, die ihr die Ehre erwiesen haben, gemeinsam Kaffee trinken. Natürlich haben wir ihr diesen Wunsch erfüllt.

Mit den Worten, die Raffael trotz seines Schmerzes seiner Oma auf ihren letzten Weg gegeben hat, möchte ich meine Aufzeichnungen beenden.

Leb wohl, Mama.

Auf diesem Wege möchte ich mich verabschieden von einer Person, die ich bis zum Ende als meine Oma gesehen habe. Nun, da es an der Zeit ist zu verarbeiten, was ich in den letzten zehn Jahren gesehen und erlebt habe, vor allem auch das Ende dieser teilweise endlos zu sein scheinenden Zeit, stehe ich vor dem Problem, daß meine Oma sich innerhalb dieser Zeit mit Sicherheit weit von dem entfernt hat, was ich an Bildern vor mir sehe, wenn ich an die Persönlichkeit von früher denke.

Es heißt also Abschied nehmen. Zum einen von der Frau, die wir alle von früher kennen – ein Bild, das ich über die Jahre hinweg auch mehr und mehr verdrängt habe, um ihr nicht das Gefühl zu geben, jemand anderes, jemand lästiges zu sein. Zum anderen von dem, was dieser Mensch, trotz der unerbittlichen Krankheit, die ihn von Jahr zu Jahr mehr gezeichnet hat, für mich war. Mit diesem Menschen konnte ich nur bedingt so umgehen, wie man es normalerweise mit seiner Großmutter tut. Aber die Wahl, gar nicht mit ihr umzugehen oder aber sich an die neue Situation in irgendeiner Weise zu adaptieren fiel für mich aus Anerkennung für alles, was diese Frau für mich getan hat auf das Anpassen an die neuen Gegebenheiten.

Man bezeichnet den Tod in verschiedenen Glaubensrichtungen als Reise. Dieses Gleichnis möchte ich aufgreifen, um darzustellen, wie verschieden sich das präsentieren kann. Einerseits gibt es den Abschied, wie ich ihn bei meinem Opa erlebt habe, der sich wohl mit einem Schnellzug auf die Reise begeben hat – die Türen des Zugs gingen zu, und er fuhr los. Noch ehe man begreifen konnte, daß er sich auf den Weg macht, war er schon am Horizont verschwunden und alle standen da und haben einheitlich gewunken.

Andererseits ist da die Alternative, die meiner Oma auferlegt wurde, die vergleichsweise unendlich schmerzvoller ist. Sie stieg nicht in einen Zug, sie begab sich auf eine endlose gerade Straße, und wir alle wußten, sie geht, und wir alle begannen zu winken. Die

Schwierigkeit war, zum einen anfangs zu akzeptieren, daß sie geht und daß man sie nicht davon abhalten kann – zum anderen die Gewißheit und die Tatsache, daß sie jeden Tag etwas schwerer zu erkennen sein wird.
Anfangs war noch gut zu erkennen, daß sie sich immer wieder umgedreht hat, um zu sehen, daß wir noch da sind. Doch je kleiner sie wurde, um so mehr Aufmerksamkeit mußte man aufbringen, um zu sehen und auch zu glauben, daß es ihr ganz und gar nicht egal war, ob man überhaupt noch da war. Im Gegenteil, sie brachte lange Zeit, trotz ihres beschwerlichen Weges, noch die Energie auf zurückzuwinken, wenngleich manch einer darin nicht einmal mehr ein Armzucken gesehen hat.

Im Namen meiner Oma möchten wir uns hiermit herzlich bei all jenen bedanken, die bis zum Ende daran geglaubt haben, daß sie uns immer noch winken sieht und sich, ohne wenn und aber, dazu stellten und mitgemacht haben.